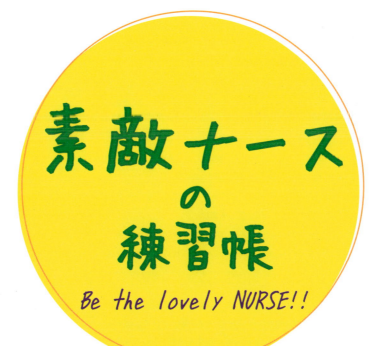

人工呼吸管理
急変対応
ドレーン管理
心電図対応

編集者・執筆者一覧

[敬称略・掲載項目順]

監修　道又　元裕　杏林大学医学部付属病院 看護部長

執筆

Part 1　人工呼吸管理がわかる

杉島　寛　久留米大学病院 高度救命救急センター 副主任　集中ケア認定看護師

米倉　修司　大阪府三島救命救急センター 看護部 主任　集中ケア認定看護師

片山　雪子　日本海総合病院 ICU 師長　集中ケア認定看護師

大城　祐樹　医療法人財団健貢会 総合東京病院 CCU　集中ケア認定看護師

牛島　めぐみ　医療法人 財団白十字会 佐世保中央病院 ICU　集中ケア認定看護師

白須　香南子　武蔵野赤十字病院 CCU　集中ケア認定看護師

髙橋　健二　地方独立行政法人山口県立総合医療センター ICU　集中ケア認定看護師

森田　真理子　宝塚市立病院 ICU　集中ケア認定看護師

入山　亜希　順天堂大学医学部附属順天堂医院 師長　集中ケア認定看護師

中本　有史　鳥取大学医学部附属病院 救命救急センター　集中ケア認定看護師

Part 2　急変対応がわかる

工藤　あゆみ　順天堂大学医学部附属順天堂医院　集中ケア認定看護師

富阪　幸子　川崎医科大学総合医療センター ICU主任　集中ケア認定看護師

糸谷　恵子　鳥取県立中央病院 ハイケアセンター 副看護師長　集中ケア認定看護師

奥山　広也　山形県立救命救急センター HCU　集中ケア認定看護師

大木　貴美子　公立昭和病院 救命救急センター 救急病棟担当師長　集中ケア認定看護師

中田　健　国立病院機構 浜田医療センター 救命救急センター 副看護師長　集中ケア認定看護師

Part 3　ドレーン管理がわかる

佐川　亮一　地方独立行政法人 市立秋田総合病院 集中治療室 主任　集中ケア認定看護師

久泉　友絵　帝京大学医学部附属病院 GICU 副主任　集中ケア認定看護師

十文字　英雄　市立函館病院 3階南ICU病棟　集中ケア認定看護師

安達　和人　公立福生病院 HCU 看護主任　集中ケア認定看護師

塙　隆茂　東海大学医学部付属八王子病院 救急センター　集中ケア認定看護師

Part 4　心電図対応がわかる

水上　奈緒美　医療法人鉄蕉会 亀田総合病院 ICU/CCU　集中ケア認定看護師

清田　和弘　東邦大学医療センター佐倉病院 看護師長補佐　集中ケア認定看護師

力石　彩　大森赤十字病院 HCU　集中ケア認定看護師

小美濃　明子　国立国際医療研究センター病院 HCU 副看護師長　集中ケア認定看護師

河村　葉子　河北総合病院 消化器病棟　集中ケア認定看護師

竹部　久美子　伊勢崎市民病院 集中治療室 看護主任　集中ケア認定看護師

原田　愛子　国立循環器病研究センター CCU副看護師長　集中ケア認定看護師

編集担当：向井直人，早川恵里奈　　カバー・表紙デザイン：小牧良二　　カバーイラスト：坂木浩子　　本文デザイン・DTP：児島明美
本文イラスト：坂木浩子，日本グラフィックス

はじめに

　臨床の場では，診療の補助，患者の療養上のケアを軸に，個々の患者に相応した看護の業が求められ，おのおのの看護師によって実践提供されています．その実践方法，水準，妥当性などは，看護の歴史的変遷の過程で変化を遂げてきました．もちろん，効果の妥当性や根拠については，すべてが明確化されているわけはなく，むしろまだまだ少ないと言ったほうがよいかもしれません．そうはいっても，現時点において患者に効果的であるとされる技術（方法）と，それを裏づけるデータと納得できる根拠（知識）を元手に，看護の実践を提供することが，いわゆる質を担保することであり，看護実践者としてのスタンスであり，かつ責任でもあります．そして，これが理想的な看護実践であり，これに向かってゆくことが重要，かつ不可欠といえます．

　たとえば，急変の発見からBLSを含む初期対応はどうでしょうか．BLSの技術的トレーニングを日頃から行っていて，その技術は100点満点であることはしかるべきでしょう．それでも，急変対応は，それだけで完結はしません．BLS以外にも，急変発生とその対応の全体のプロセスを理解したうえで，前触れサイン，緊急度・重症度判定，急変予測のアセスメント，急変時の環境整備・物品・情報の整理整頓，院内サポート体制を利用できる調整方法など多くのやらなければならないことがあります．

　しかし，全国津々浦々のすべての病院や看護師個々人が，求められるすべてのことを満足しうる条件が整い，また，高いレベルにあるかというと，現実はそういう状況ばかりではないはずです．病院の規模によっては，ぎりぎりの看護師要員が配置された一般病棟で管理されるケース，十分な物品がない，ケアの支援チームや集中ケア・救急領域の認定看護師のようなリソースナースも活用できないことも少なくないでしょう．つまり，さまざまな条件が整った環境とは言いがたい中で，一定レベルをギリギリ担保しながら，必ずしも100点満点ではなく，患者の命を守れる「合格点」が現実の臨床には存在しています．

　そこで今回，月刊ナーシング2016年4月号および5月号の特集「4つの基本実践　ここまでできれば合格点」を再録・再編し，一般病棟でも，たとえベテランがいなくても，それでもやらねばならないナースに向けて，「人工呼吸管理」「急変対応」「ドレーン管理」「心電図対応」の合格点がもらえるケアのポイントについて書籍化しました．

　きっと，読者の皆さんのちからになってくれると信じています．

2017年4月6日

道又 元裕

contents

素敵ナースの練習帳

4つの看護基本実践

人工呼吸管理　**急変**対応　**ドレーン**管理　**心電図**対応

ここまでできれば **合格点**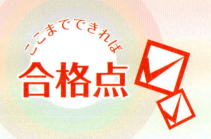

Part1　人工呼吸管理がわかる

01	目的・種類	人工呼吸器装着患者の目的・種類がわかっている	杉島　寛	p.8
02	管理の方針	いま，人工呼吸管理がどのように行われているか，わかっている	杉島　寛	p.11
03	パーツ	人工呼吸器の各パーツがわかる	米倉修司	p.14
04	セッティングと点検	いざというときに人工呼吸器を使うことができる	米倉修司	p.17
05	日々のチェック	人工呼吸器装着患者の日々のチェックができる	片山雪子	p.20
06	基本設定	人工呼吸管理での基本「設定」がわかる	片山雪子	p.23
07	SpO₂低下時対応	SpO_2が低下したときに包括対応ができる	大城祐樹	p.26
08	アラーム	アラームの種類とその原因・対処がわかっている	大城祐樹	p.29
09	気管チューブ固定	気管チューブの選択，固定で「やってはいけないこと」がわかる	牛島めぐみ	p.32
10	人工呼吸ケアで必ずおさえたい「今はこうする」がわかっている	①気管吸引	白須香南子	p.35
		②カフ圧管理	白須香南子	p.37
		③加温加湿	髙橋健二	p.38
		④口腔ケア	髙橋健二	p.42
		⑤鎮痛・鎮静	森田真理子	p.45
11	早期離床	早期離床の考え方と最新の方法がわかる	入山亜希	p.50
12	ウィーニング	ウィーニングをどう進めればいいかがわかる	中本有史	p.54
13	気管チューブ抜去後	抜去後の観察ができる	入山亜希	p.59

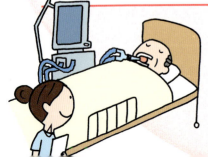

Part2　急変対応がわかる

14	全体像	急変発生とその対応の**全体のプロセス**がわかっている	工藤あゆみ	p.64
15	前触れサイン	おさえておきたい急変の**前触れサイン**について把握できている	工藤あゆみ	p.68
16	緊急度・重症度判定	急変発生時，**緊急度・重症度**を判断するアセスメントができる	富阪幸子	p.71
17	場所・物品・情報	急変時の対応で，まずこれだけは**準備すべき3ポイント**を実行できる	富阪幸子	p.74
18	今はこうする	急変発生時の対応で**やってはいけない・今はこうする**を理解している	糸谷恵子	p.77
19	院内サポート体制	急変時，院内の**サポート体制**を利用できる	糸谷恵子	p.81
20	心肺蘇生	今いちばん新しいガイドラインをふまえて**蘇生**が行える	奥山広也	p.84
21	急変時の薬剤	急変時に使用される**薬の種類と使われ方**を理解している	奥山広也	p.88
22	デバイス	急変対応で使う**デバイス**を知っている	大木貴美子	p.92
23	報告方法	急変発生時の今どきの**報告方法**を知っている	中田　健	p.95
24	検査	急変時の**検査**の種類と方法がわかる	中田　健	p.97

Part3　ドレーン管理がわかる

25	ドレナージの目的	**どんな目的**で，**どんなドレーン**が入っているか理解できる	佐川亮一	p.102
26	ドレーンシステムの種類	**どんな種類のドレーンシステム**か理解できる	佐川亮一	p.106
27	ドレーン固定	**ドレーン固定方法**がわかり，抜けない・取れない・侵襲の少ない工夫ができる	久泉友絵	p.109
28	観察項目	ドレーン挿入患者の**観察項目**がわかり，評価が行える	久泉友絵	p.111
29	排液の量・色	**排液の量・色変化**の正常と異常が判別できる	十文字英雄	p.114
30	皮膚トラブル	ドレーン挿入部の**皮膚の異常**や感染徴候が観察できる	十文字英雄	p.118
31	バッグの交換	**バッグや回路の交換**が根拠を持って行える	安達和人	p.121
32	トラブル対応	突然の**トラブル対応**が行える	安達和人	p.123
33	やってはいけない	**やってはいけないケア**がわかる	塙　隆茂	p.125

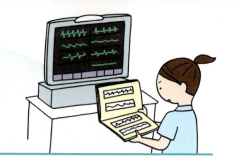

Part4　心電図対応がわかる

34	適応・目的	なぜ，いま患者に心電図がついているか理解している	水上奈緒美	p.128
35	モニター画面	モニター画面の何をみて，どう判断するかがわかる	水上奈緒美	p.130
36	波形の正常・異常	波形の正常・異常と，その変化の見方がわかっている	清田和弘	p.133
37	致死性不整脈	致死性不整脈を見逃さず， 伝達，蘇生へつなげることができる	清田和弘	p.135
38	アラーム	心電図アラーム対応の原則を理解し， それぞれ対応できる	力石　彩	p.138
39	心室頻拍（VT）	VTの重症度が判別でき，何をすべきか判断できる	力石　彩	p.142
40	心房細動（Af）	Afの重症度がわかり危険か危険でないかがわかる	小美濃明子	p.144
41	房室ブロック	房室ブロックがわかり危険かどうかがわかる	小美濃明子	p.146
42	徐脈・頻脈	徐脈，頻脈の対応法がわかる	河村葉子	p.149
43	心電図モニタと上手に付き合えている	①危険に見えても安心してよい波形， 　正常に見えるけど実は危険な波形	河村葉子	p.151
		②経過観察やケアに役立てる	竹部久美子	p.154
		③急性期における心電図モニタの活用	竹部久美子	p.157
44	フィジカルアセスメント	心電図と症状・フィジカルアセスメントを 組み合わせて評価できる	原田愛子	p.160
45	薬剤による不整脈	薬剤性不整脈があることを知っており， 危険波形移行前に察知できる	原田愛子	p.162
46	似ている波形	間違えやすい・似ている心電図波形がわかる	原田愛子	p.164

これができたら合格ポイント156……………p.168

索引……………………………………p.171

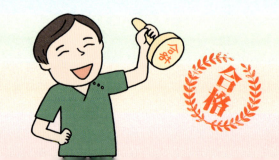

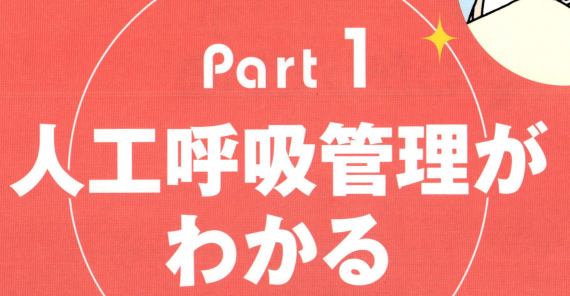

Part 1
人工呼吸管理がわかる

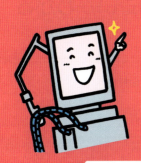

本書の使いかた　その1

☆まずは現在の達成度をチェック

各項目には，3つずつ「これで合格点！」のポイントがあります．
現在自分や病棟でできているものにはチェックを入れ，できていないものを把握しましょう．

➡ p.63に続く

01 目的・種類

人工呼吸器装着患者の目的・種類がわかっている

これで合格点！ポイント

- ☑ 人工呼吸器の「できること」と「できないこと」を知っている
- ☑ 人工呼吸器を「必要な患者」を見逃さない
- ☑ 「自然呼吸（陰圧呼吸）」と「陽圧呼吸」の違いがわかる

　人工呼吸管理の合格点の第一歩は，「人工呼吸器は，人間の代わりに呼吸をしてくれる機械ではない」ことを知ることです．人工呼吸器にも「できること」と「できないこと」があることを理解したうえで，看護を行う必要があります．

人工呼吸器ができること，できないこと

人工呼吸器は，「換気」のサポートをしている

　私たちの呼吸は，外呼吸と内呼吸から成り立っています(**図1**)．

　人工呼吸器でできることは，①空気を肺胞に送り呼気弁を開放して体外へ排出させる，②送り込む空気の酸素濃度を変化させる（21〜100％）こと，③空気を送り込むことで呼吸筋を補助することです(**表1**)．つまり，人工呼吸器では，外呼吸の「換気」のサポートが主であり，結果として「ガス交換」や「内呼吸」に影響を与えています．それが，人工呼吸器を「レスピレーター」でなく「ベンチレーター」とよぶ所以です．

　私たち看護師は，人工呼吸器が示す換気量などの数字のみにとらわれずに，視診や触診・聴診などを用いて，換気の補助ができているかを経時的に観察する必要があるのです．

図1　外呼吸と内呼吸

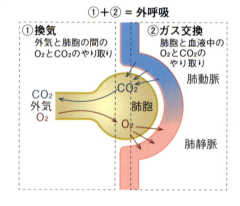

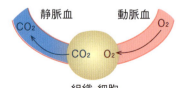

表1　人工呼吸器でできること

①空気を肺胞に送り呼気弁を開放して体外へ排出させること

②送り込む空気の酸素濃度を変化させる（21～100％）こと

③空気を送り込むことで呼吸筋を補助すること

表2　人工呼吸の目的と適応となる病態

人工呼吸の役割	人工呼吸が適応となる病態	指　標
酸素化の正常化	肺炎，ARDS，肺水腫，間質性肺炎，肺線維症など	PaO_2 (mmHg)：60 (F_IO_2=0.6) $A\text{-}aDO_2$ (mmHg)：>350 (F_IO_2=1.0の場合)
換気量の正常化	薬物による呼吸中枢の障害，神経筋疾患（ポリオ呼吸筋麻痺，重症筋無力症など）	呼吸数（回/分）：<5または>35 一回換気量（mL/kg）：<3
呼吸仕事量の軽減	喘息重責発作，フレイルチェスト，呼吸筋疲労，ショックなど低酸素状態	$PaCO_2$ (mmHg)：>60 V_D/V_T　　　：>0.6

文献2），3）を参考に作成

どのような患者に人工呼吸器が必要となる？

　人工呼吸器には，「換気」をサポートすることで3つの役割が期待できます．その役割を知ることが合格点への足掛かりであり，人工呼吸器の必要性を予測することにもつながります（**表2**）．

1 酸素化の正常化

　人工呼吸器は，肺胞へ送る酸素濃度を変えることができるため，より高い濃度の酸素を肺胞に取り込むことができます．また，空気を肺胞に送り込み，風船のように肺胞を膨らませることができます．その結果，膨らんだ分の肺胞と血管の接触面積が増え，ガス交換が促されて酸素化が改善されます．

2 換気量の正常化

　呼吸が弱く換気できない状態では，酸素を取り込めず低酸素状態となります．一方で，二酸化炭素の排出もできず，蓄積してしまいます．その結果，組織代謝がうまくいかずさまざまな影響が出てきます．

　人工呼吸器は，自発呼吸が弱い，またはない状態でも，肺胞に空気を送り込むことで，換気量を維持・改善することができます．

3 呼吸仕事量の軽減

　呼吸仕事量とは，呼吸筋群が行う仕事の量をさします．

　気道の狭窄などで気道抵抗が高い場合や胸郭の弾性が低下した状態では，十分な酸素を取り込むことができません．その結果，呼吸回数の増加や，呼吸補助筋を使用した努力呼吸となり，呼吸仕事量が増大します．

　気道の開放性を保ち，換気量を維持・改善することは呼吸仕事量の軽減にもつながります．

外呼吸
肺でのガス交換．

内呼吸
組織でのガス交換．

呼吸筋群
正常安静呼吸では，吸気は主に横隔膜の収縮によって行われる．努力呼吸では，吸気には胸鎖乳突筋，前斜角筋，中斜角筋，後斜角筋が，呼気には内肋間筋，腹直筋，内腹斜筋，外腹斜筋，腹横筋など呼吸補助筋が用いられる．

$A\text{-}aDO_2$
alveolar-arterial oxygen difference
肺胞気動脈血酸素分圧較差

F_IO_2
fraction of inspired oxygen
吸入気酸素濃度．人工呼吸管理の吸気にどれだけの酸素を混ぜるかの指標．21～100％で設定可能（大気中の酸素はF_IO_2　0.21）．

$PaCO_2$
partial pressure of arterial carbon dioxide
動脈血二酸化炭素分圧

PaO_2
arterial oxygen pressure
動脈血酸素分圧

TV
tidal volume
一回換気量．1回の呼吸で吸う量．正常では7～9mL/kg，約500mL．

V_D/V_T
dead-space gas volume to tidal gas volume
死腔換気率．死腔換気量/一回換気量で求められる．

自然呼吸（陰圧呼吸）と陽圧呼吸の違い

人工呼吸器には，陽・陰圧体外式人工呼吸器などもありますが，一般的には，侵襲的陽圧換気法（IPPV）や非侵襲的陽圧換気法（NPPV）が使用されています．IPPVとNPPVは，どちらも陽圧換気（陽圧呼吸）です．人工呼吸器装着患者の看護では，陽圧換気が身体へ及ぼす影響について理解できれば，合格点となります．

陰圧呼吸と陽圧呼吸との違いは，横隔膜の動きと胸腔内圧です（図2）．安静時の自然呼吸では，横隔膜が収縮することにより吸気が起きます．一方で陽圧呼吸では，設定された空気を肺胞に送り込むため，結果として横隔膜と胸郭が押され胸腔が陽圧となります．

1 循環器系への影響

胸腔が陽圧になると，圧抵抗により心臓に戻る静脈還流量が低下します．通常，静脈還流量＝心拍出量となるので，とくに循環血液量が減少している状態では，血圧低下など循環動態に影響を与えることがあります．

2 呼吸器系への影響

陰圧呼吸と比較すると陽圧呼吸では，横隔膜の収縮があまりみられません．

自然呼吸では，腹側よりも背側の横隔膜のほうが収縮するという特徴にあります．しかし，陽圧呼吸では収縮が制限されるので，背側に無気肺を作りやすくなる特徴があります．

人工呼吸器管理（陽圧呼吸）は，自然呼吸下で酸素化が維持できない場合に選択されます．しかし，患者にとって不自然な呼吸ですので，自然呼吸との違いを理解し，その反応を経時的にとらえて安楽に過ごせるように整えていくことが必要となります．

（杉島 寛）

図2　自然呼吸と陽圧呼吸

1. 自然呼吸（吸気）

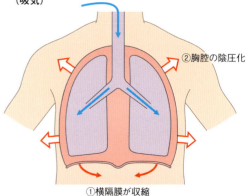

③空気が肺胞内へ流入
②胸腔の陰圧化
①横隔膜が収縮

2. 陽圧呼吸（吸気）

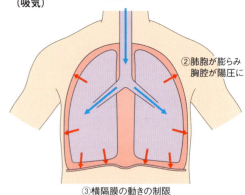

①空気を肺胞内へ送り込む
②肺胞が膨らみ胸腔が陽圧に
③横隔膜の動きの制限

IPPV
invasive positive pressure ventilation
侵襲的陽圧換気．気管挿管により陽圧換気を行う．

NPP
non-invasive positive pressure ventilation
非侵襲的陽圧換気．マスク装着により気管挿管しないで機械的換気を行う．

引用・参考文献

1) 諸見里勝：今なぜ，この患者に人工呼吸器がついているかわかっている．人工呼吸管理の合格点，月刊ナーシング，35(1)：8-10，2015．
2) 成田寛治：人工呼吸器のはたらきを知っている．人工呼吸管理の合格点，月刊ナーシング，35(1)：15-17，2015．
3) 安本和正：人工呼吸とその適応・離脱．第20回3学会呼吸療法認定士認定講習会テキスト，3学会合同呼吸療法認定士認定委員会事務局，p.309-347，2015．

MEMO

02 管理の方針

Part 1 人工呼吸管理がわかる

いま，人工呼吸管理がどのように行われているか，わかっている

これで**合格点！**ポイント

- ☑ 人工呼吸管理を行う「タイミング」がわかる
- ☑ 患者に行われる人工呼吸の「目的」と「方針」を理解できる
- ☑ 「NPPV」と「IPPV」の選択ができる

人工呼吸管理は，救命センターや集中治療室だけでなく，一般病棟や在宅でも行われています．私たち看護師は，いつどのような状況で携わるかわかりません．そのため，人工呼吸管理が必要な患者にすみやかに行われるように，タイミングや目的を理解しておく必要があります．

人工呼吸器が必要な状況とは？

人工呼吸器による人工呼吸療法には，侵襲的陽圧換気法（IPPV）や非侵襲的陽圧換気法（NPPV）などがあります．また，バッグバルブマスク（BVM）やジャクソンリースを用いた手動的換気法も人工呼吸療法に含まれています．これは，心肺蘇生では必須であり，習得すべき手技の1つです．

人工呼吸管理が始まるタイミングは？

人工呼吸管理が必要となる状態には，呼吸不全，もしくは手術などによる侵襲，薬剤などにより，その状態に陥ることが予測され，薬剤投与や酸素療法などでも維持・改善できない場合に開始されます．

そのため，合格点の第一歩は，「呼吸不全の状態に気づけること」です（**表1**）．

ただし，呼吸不全は急性呼吸不全と慢性呼吸不全に分けられ，その病態に応

IPPV
invasive positive pressure ventilation,
侵襲的陽圧換気

NPPV
non-invasive positive pressure
ventilation, 非侵襲的陽圧換気

BVM
bag valve mask，バッグバルブマスク．口
腔からマスクによって手動的換気を行うための
医療機器．補助換気，人工呼吸に用いられる．
主にアンビューバッグとジャクソンリースがある．

ジャクソンリース
手動的換気を行うための医療機器．酸素などの
供給がなければ膨らまないが，空気を押し込ん
だときの圧力や呼気の戻り具合がわかるため，
自発呼吸がわかりやすい．

表1 呼吸不全の定義

呼吸不全	室内気吸入時：$PaO_2 < 60mmHg$ となる呼吸障害，またはそれに相当する呼吸障害を呈する異常状態
Ⅰ型呼吸不全	$PaO_2 < 60mmHg$，$PaCO_2 \leqq 45mmHg$ （$PaCO_2$ が正常なもの）
Ⅱ型呼吸不全	$PaO_2 < 60mmHg$，$PaCO_2 > 45mmHg$ （$PaCO_2$ が45mmHgを超えて異常な高値を呈するもの）
慢性呼吸不全	呼吸不全の状態が少なくとも1か月以上続いているもの

滝澤始ほか：呼吸不全の病態と管理．第20回3学会呼吸療法認定士認定講習会テキスト，p.103，2015．を参考に作成

表2 人工呼吸管理の方針

	目標	方針
急性呼吸不全	呼吸不全を引き起こしている原因の改善に伴い，元の状態へ戻すこと	IPPVも含めた積極的人工呼吸管理
慢性呼吸不全	現状の維持，増悪の予防	侵襲の低いNPPVを第一選択とし，状態に合わせIPPVを含めた人工呼吸管理

じて人工呼吸管理の方針は変わります．そのため，病態をふまえて理解しておく必要があります．

急性呼吸不全・慢性呼吸不全の人工呼吸管理の方針

1 急性呼吸不全患者の方針

いずれの状態でも，人工呼吸の目的は，「換気量の正常化」「酸素化の正常化」「呼吸仕事量の軽減」であることには変わりません．しかし，急性呼吸不全と慢性呼吸不全では，病態はもちろん患者の背景が異なるので，人工呼吸管理の方針も異なります（表2）．

急性呼吸不全治療の最大の目標は，元の状態に戻すことです．そのため，IPPVを含む積極的な人工呼吸管理が行われます．

2 慢性呼吸不全患者の方針

一方，慢性呼吸不全における人工呼吸管理の目的は，その状態を改善させる，というよりは増悪を防ぎ症状を軽減させ，患者のQOLを維持していくことになります．しかし，慢性呼吸不全患者は，換気の予備力が低下しているため，上気道炎などの感染により容易に急性増悪をきたしやすく，薬剤などの効果がない場合には人工呼吸管理が必要となります．

慢性呼吸不全患者は，慢性的な呼吸筋疲労や肺胞の気腫化などにより，IPPV

図1 IPPV（上）とNPPV（下）

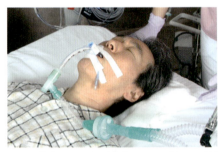

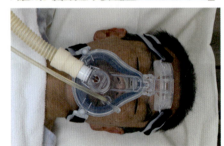

表3　NPPVの禁忌と適応疾患

NPPVが禁忌とされる状態	NPPVが推奨される病態
・心肺停止 ・顔面の損傷や熱傷，解剖学的異常でマスクがフィットしない ・気道が確保できない場合 ・嘔吐や腸管の閉塞 ・ドレナージされていない気胸 ・非協力的や不穏などがある場合	・急性呼吸不全 　COPDの急性増悪，拘束性胸郭疾患の増悪，心原性肺水腫　など ・慢性呼吸不全 　拘束性換気障害，COPD，肥満低換気症候群，神経筋疾患　など

による合併症（肺の圧損傷や人工呼吸器依存による呼吸筋の機能低下）を起こしやすく，人工呼吸器離脱困難に陥りやすいケースがあります．そのため，慢性呼吸不全の急性増悪時の人工呼吸管理では，気管挿管下，人工呼吸器装着も選択肢としてありますが，一般的にはNPPVが第一選択となることが多いのです．

IPPVとNPPVの違いがわかる

　IPPVとNPPVの最大の違いは，気管チューブや気管カニューレなどの人工気道を用いるか否かです（**図1**）．

　このことだけに注目すると，NPPVのほうが非侵襲的で患者にやさしく思えますが，NPPVも万能ではありません．NPPVが「禁忌とされる状態」と「推奨される病態」を**表3**に示します．

　NPPVにもさまざまな利点はありますが，人工呼吸器の本来の役割は「換気量の正常化」「酸素化の正常化」「呼吸仕事量の軽減」です．NPPVは人工気道を用いていないため，食道への呑気などにより肺胞の換気量が保証できない場合があります．そのような状況では，本来の人工呼吸器の役割を果たせていないことになります．

　NPPVを使用しても患者の状態が改善しない場合は，人工気道を用いたIPPVへ移行すべきことを理解して準備しておく必要があります．

*

　IPPVでもNPPVでも，人工呼吸器に期待する役割は基本的には同じです．そのため看護師は，装着されている人工呼吸器がその役割を果たせているか観察する必要があります．

　人工呼吸器がその役割を果たせていない場合は，患者にとって不利益な状態となります．人工呼吸器の役割を理解したうえで患者の反応を観察できれば，文句なしの合格点となります．

（杉島　寛）

引用・参考文献
1）滝澤始ほか：呼吸不全の病態と管理．第20回3学会呼吸療法認定士認定講習会テキスト，3学会合同呼吸療法認定士認定委員会事務局，p.103-164，2015．
2）大井元晴ほか：NPPVとその管理法．第20回3学会呼吸療法認定士認定講習会テキスト，3学会合同呼吸療法認定士認定委員会事務局，p.349-360，2015．
3）道又元裕ほか編：人工呼吸器のしくみと管理NPPV．エキスパートナース・ガイド─人工呼吸管理実践ガイド，照林社，p.149-153，2009．
4）日本呼吸器学会NPPVガイドライン作成委員会編：NPPV（非侵襲的陽圧換気療法）ガイドライン改訂第2版，南江堂，2015．

03 パーツ
人工呼吸器の各パーツがわかる

これで合格点！ポイント

- ☑ 人工呼吸器のガスの流れに沿った回路構成がわかる
- ☑ 加湿方法による回路構成の違いがわかる
- ☑ 回路のチェックポイントがわかる

人工呼吸器は、生命維持には欠かすことができない「換気」を担う器械なので、生命維持装置に分類されます。したがって、人工呼吸器本体のトラブルはもちろん、回路トラブルも患者に致命的な事故を引き起こす可能性があります。

ここでは、安全な人工呼吸管理を実施するために、人工呼吸器の回路構成に関する各パーツについて理解することを目標とします。

人工呼吸器の構造

人工呼吸器の構造は、大きくは本体と回路によって構成されます（**図1**）。

通常、本体は稼働させるための電源と、患者へ吸気ガスを送るための酸素と圧縮空気の配管が必要となります。そして設定された酸素濃度のガスがブレンドされ、吸気ガスとして送気されます。

一般的な回路は、吸気を送る吸気回路と、患者の呼気が排出される呼気回路から構成されています（**図2**）。

人工呼吸器の回路構成

配管からの医療用ガスは、湿度をほとんど持たないドライガスです。また人工気道（気管挿管チューブ）が留置されていると、生理的な気道をバイパスして吸気ガスが下気道に送られるため、上気道における加温加湿機能もバイパスされてドライガスが直接送られてしまいます。

図1　人工呼吸器本体の概要

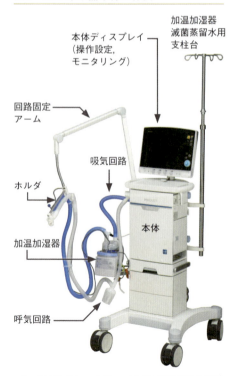

サーボベンチレータ Servoi（フクダ電子株式会社）

図2　人工呼吸器による換気方法

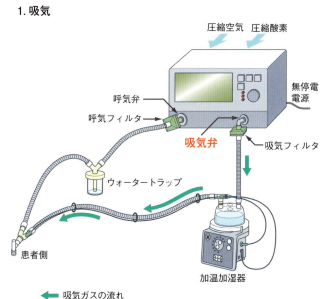

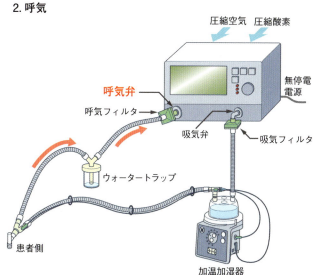

吸気フィルタ
吸気ガスに含まれる埃やバクテリアをフィルトレーション（濾過）する．生理的な気道がバイパスされているため，鼻毛を含めたフィルター機能をカバーする．

人工呼吸器の吸気は，酸素と圧縮空気をブレンドして，設定された酸素濃度の吸気ガスを送気する．吸気時は吸気弁が開き，呼気弁が閉じて患者の気道にガスが送られる．

呼気フィルタ
呼気ガスに含まれるバクテリアなどをフィルトレーションする．感染症患者の場合，病室の汚染防止や，除湿により本体内部のセンサーなどを保護する目的がある．機種によっては装着は必須でないものもある．

人工呼吸器の呼気は，吸気終了後，吸気弁が閉じ，呼気弁が開くことにより，患者の気道から呼気回路を通じて呼気ガスが排出される．

図3　加温加湿器を使用した回路

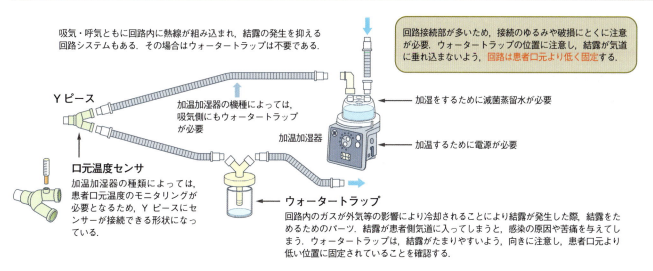

図4 人工鼻を使用した回路

患者の呼気に含まれる水分と熱を人工鼻で保持し，吸気時に気道へ戻す仕組み．したがって電源や蒸留水が不要．加温加湿器回路よりもシンプルである．

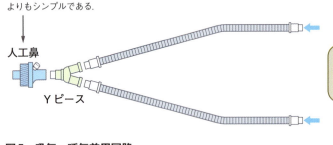

人工鼻の向きの間違いに注意し，人工鼻や回路のキャップ外れによるリークがないか確認する．人工鼻に結露が垂れ込むと気道抵抗となるため，回路は患者口元より高く固定する．

図5 吸気・呼気兼用回路

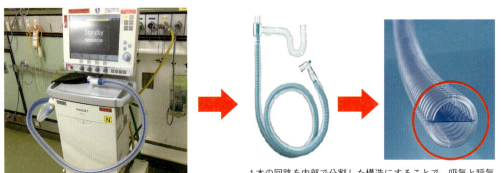

1本の回路を内部で分割した構造にすることで，吸気と呼気を分離して換気することが可能な回路．

画像提供　株式会社　東機貿

　したがって，人工呼吸器回路には，必ず加温加湿機能が必要となります．加温加湿の方法は，加温加湿器を使用する方法（図3）と人工鼻を使用する方法（図4）に大別されますが，回路構成は加温加湿の方法によって変わります．

回路のチェックポイント

　まずは，吸気・呼気回路がガスの流れに沿って正しく接続されているか確認することが重要です．

　最近では，人工鼻による管理に限られますが，吸気・呼気を1本の回路で兼ねる呼吸器回路も登場しています（図5）．このような回路から加温加湿器回路に変更した場合は，とくに吸気と呼気の接続を誤りやすいため，注意が必要です．

　図3, 4にそれぞれの回路のチェックポイントも示しています．患者に供給すべきガスが途中で漏れる（リーク）ことはないか，回路の接続やパーツの外れがないか入念に確認することが重要です．

　また，回路自体にピンホール様の破損を生じている可能性もあるため，接続部以外の破損にも注意する必要があります．

（米倉修司）

MEMO

引用・参考文献
1) 田中竜馬ほか訳：加湿と人工呼吸器回路．ヘスとカクマレックのTHE人工呼吸ブック．第2版，メディカル・サイエンス・インターナショナル，p.124-133，2015．
2) GEヘルスケア・ジャパン製品カタログ（株式会社東機貿販売）：Linb-O呼吸回路カタログ．
3) 日本呼吸療法医学会　人工呼吸管理安全対策委員会：人工呼吸器安全使用のための指針　第2版．人工呼吸，28(2)：211-214，2011．

04 セッティングと点検

いざというときに人工呼吸器を使うことができる

これで合格点！ポイント

- ☑ 人工呼吸器を安全に稼働させる環境がわかる
- ☑ 人工呼吸器のセッティングができる
- ☑ 人工呼吸器装着前の点検ができる

　人工呼吸器は，生命維持装置です．ここでは，いざというときに人工呼吸器を安全に使えるように，準備すべきことやチェックすべきポイントについて理解することを目標とします．

人工呼吸器を安全に稼働させる環境

　一般的に院内で使用される人工呼吸器は，駆動源として電源とガス源が必要になります．使用する病室の環境が人工呼吸器を稼働させるのに適しているか，判断する必要があります．

1 電源

　人工呼吸器の電源は，機器からの漏電を防ぐために3Pコンセント対応のコンセントがあること，非常時の停電でも自家発電に切り替わる非常用電源コンセントが設置されていることが必要です．バッテリー搭載機であれば，バッテリー駆動時間を把握しておく必要があります．
　また，人工呼吸器は使用する電気容量が大きいため，テーブルタップによるほかの機器とのタコ足配線をしてしまうと，コンセントの容量を超えてしまい人工呼吸器が正常に作動しなくなる可能性があり，禁忌です（**図1**）．

> **3Pコンセント**
> 漏電した電流が流れないようアース接続端子があるコンセント．

図1　人工呼吸器を稼働させるための環境

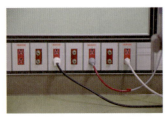

非常用電源コンセント
筆者の施設では，赤いコンセントが停電時に自家発電に切り替わるコンセントとして使用される．
施設によっては，緑や茶色のコンセントが非常用として使用されているため確認が必要．

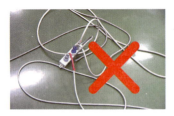

テーブルタップによるタコ足配線は，人工呼吸器の電気容量に耐えることができない可能性が高いため，絶対にしてはいけない．

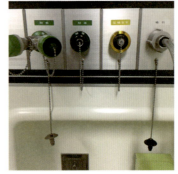

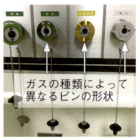

ガスの種類によって異なるピンの形状

中央配管からの医療用ガス
一般病棟では，圧縮空気の配管が設定されていない施設もある．医療ガスの配管端末器（ピン方式）は，誤接続を防ぐためにガスの種類によってピンの形状が異なる．

2 ガス源

　ガス源には，酸素と圧縮空気が必要となります（**図1**）．施設によっては，圧縮空気の配管が十分に設置されていない施設もあります．
　コンプレッサー内蔵の人工呼吸器であれば，人工呼吸器内で圧縮空気を発生させることができるので，圧縮空気配管は不要です．使用する人工呼吸器がコンプレッサー内蔵タイプか否か，確認しておく必要があります．場合によっては，外付けのコンプレッサーが常備されている施設もあります．

人工呼吸器のセッティング

1 セッティング場所と固定アーム

　人工呼吸器は，患者の頭部近くで回路の安全が保てる位置にセッティングします．気管吸引やケアのときに，人工呼吸器のモニタ観察やアラーム管理がやりやすく，人工呼吸器の故障をまねく「濡らす」可能性のある物品や薬品を近くに置かない配慮も必要です（**図2**）．人工呼吸器回路の正しいセッティングを確認し，電源とガス配管に接続します．
　人工呼吸器の接続には，回路を固定するアームが必要です．アームの固定ハンドルに劣化はないか確認し，安全に回路が固定できることを確認します．

2 加温加湿器

　加温加湿器を使用する場合は，加温加湿器の電源，設定および加湿用の滅菌蒸留水がセッティングされていることを確認します．加温加湿器と人工鼻を併用すると，窒息の事故につながるので，必ず併用していないことを確認しましょう（**図3**）．
　加温加湿器回路や人工鼻部分にエアコンの冷風や扇風機の風などが直接当た

図2
人工呼吸器本体に絶対に水を置かない

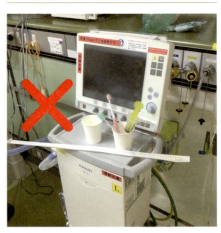

急いで人工呼吸器をセッティングするようなとき，ついつい吸引やケアの物品を呼吸器の上に置いてケアしてしまいがちになる．液体がこぼれてしまうと，その人工呼吸器は使用できない状態になってしまい，とても危険である．

コンプレッサー
気体を圧縮して圧縮空気をつくる機械．

手動的換気装置
バッグバルブマスクやジャクソンリースなど，口腔からマスクによって手動的に換気を行う医療機器．

図3 加温加湿器と人工鼻の併用は禁忌

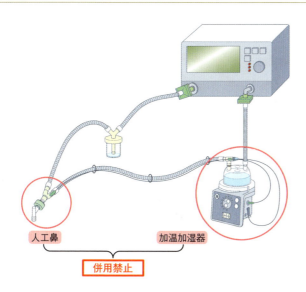

人工鼻と加温加湿器やネブライザーなどを併用すると，過度の吸湿により人工鼻が閉塞し，患者の換気が困難となるおそれがある[1]．

表1 筆者の施設における人工呼吸器装着前の最終確認項目

必ず確認してください！
☐ 送気を確認してから人工呼吸器を装着
☐ 酸素・圧縮空気に配管されているか
☐ 自家発電のコンセントにプラグが入っているか
☐ 呼吸器設定が指示と合っているか
☐ 加温加湿器使用時は加湿器の電源が入っているか
☐ 人工鼻をつけたまま加温加湿器を使用していないか

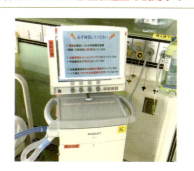

ると加湿効果が低下するため，室温管理に関する環境の配慮も必要です．

患者に装着する前の最終チェック

　使用される人工呼吸器の始業点検がすでに実施されているか否かを確認し，前述した環境やセッティングに不備がないか確認します．始業点検は人工呼吸器の機種によって異なりますが，最近では簡単な操作で回路のリークを含め人工呼吸器本体の機能テストが実施できる機種が増えています．

　始業点検が終了していても，患者に装着する前に，テストラング（テスト肺）に人工呼吸器を接続し，施設で決められた初期設定での稼働を試みましょう．このとき，吸気のタイミングで回路内圧の上昇が乏しい場合や換気量が得られない場合は，回路接続の不備が予測されるので再点検をします．**表1**は，筆者の施設で患者接続前に必ず確認している項目です．

　人工呼吸管理中は予測し得ないトラブルも起こりうるため，酸素投与下の手動的換気装置一式（バッグバルブマスク，ジャクソンリース回路など），気管挿管用器材一式，蘇生用薬剤をベッドサイドに準備しておくことも義務付けられています[2]

（米倉修司）

> **テストラング**
> 人工呼吸器の蛇管につけて，人工呼吸器の作動状況をチェックするための物品．

引用・参考文献
1) 医薬品医療機器総合機構 PMDA：人工呼吸器の取扱い時の注意について（その1）．医療安全情報，No.7，2009年1月．
http://www.info.pmda.go.jp/anzen_pmda/file/iryo_anzen07.pdf
2) 日本呼吸療法医学会　人工呼吸管理安全対策委員会：人工呼吸器安全使用のための指針　第2版．人工呼吸，28(2)：215，2011．
3) 田中竜馬ほか訳：加湿と人工呼吸器回路．ヘスとカクマレックのTHE人工呼吸ブック，第2版，メディカル・サイエンス・インターナショナル，p.124-133，2015．

05 日々のチェック

人工呼吸器装着患者の日々のチェックができる

これで合格点！ポイント

- ☑ 何のために人工呼吸器を装着しているかがわかる
- ☑ 気道管理上の安全点検，呼吸器の始業前点検ができている
- ☑ 人工呼吸器との同調性が確認できる

何のために人工呼吸器を装着しているのか

人工呼吸の役割には，①酸素化の改善，②換気の補助，③呼吸仕事量の軽減などがあります．人工呼吸の目的が，手術に伴う人工呼吸管理ですぐに気管チューブ抜去を目指す場合と，気道や呼吸中枢の障害から離脱を目指すことが困難な状況や，すでに長期呼吸器管理となっている場合，合併症を併発している場合では，日々のケアが異なります．

受け持つ患者が何を目的として人工呼吸器を装着しているのか，どのような状態になると離脱，気管チューブ抜去が可能となるのか，そのために今日できるケアは何かを考えます．

早期離脱に向けた原疾患の改善，症状悪化の予防，合併症予防，安全管理の視点に加えて，コミュニケーション，気分転換，廃用障害の予防など．その時期に必要なケアを行いましょう．

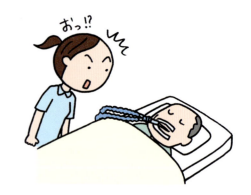

安全点検と始業前点検

1 患者側のチェックポイント

1) 気管チューブの位置と固定

気管チューブ挿入の長さ，テープの固定方法を観察します．チューブが口角に強く当たりすぎると，皮膚が圧迫されて潰瘍となる場合があります．

表1　人工呼吸器チェック表

患者氏名　（　　　　　　　　　　）
呼吸器No.（　　　　　　）

	月　日	/	/	/	/	/	/	/	/	/
	勤　務									
設定	モード									
	換気回数									
	一回換気量									
	PS（プレッシャーサポート）									
	PEEP									
	酸素濃度									
実測	換気回数									
	一回換気量									
	分時換気量									
	ピーク圧（最大回路内圧）									
	PEEP（最低回路内圧）									
	プラトー圧									
	加湿器温度									
観察項目	SpO$_2$									
	両肺音の聴取									
	呼吸苦の有無									
	カフ圧									
	カフ漏れの有無									
作動点検	呼吸器本体の電源コードおよび電源が入っていますか？									
	蛇管内の貯水はありませんか？									
	ウォータートラップ，蛇管の破損やリークはありませんか？									
	加湿器の電源コードおよび電源スイッチが入っていますか？									
	加湿器に注射用水が注入されていますか？									
	アラーム音がナースステーションまで聞こえますか？									
	バッグバルブマスクが患者のそばにありますか？									
	呼吸器より異常音，発熱はありませんか？									
	サイン									

　テープ固定にゆるみがないか，バイトブロックは舌で押し出される危険がないよう装着されているかなどを確認します．頸部の伸展や屈曲でも，気管チューブ先端の位置は動く可能性があるので注意が必要です．

2) 呼吸音，胸郭の動きの観察

　呼吸音の聴取により，無気肺の有無，痰や気道分泌物の貯留の状態を把握できます．

　また，胸郭の動きを人工呼吸器のモードに照らし合わせて観察することで，呼吸パターンが確認できます．人工呼吸器の作動に合わせて胸郭が左右差なく上下しているかどうか，人工呼吸器からの吸気のタイミングに胸郭が膨らみ，患者の呼気が終了してから次の吸気になっているかどうかを確認します．

3) 環境

　人工呼吸器装着中の患者のベッドサイドには，必ずバッグバルブマスクと酸素供給源を用意しておきます．

　また，生体情報モニタを装着し，バイタルサインを観察します．アラームがナースステーションまで聞こえるかどうかもとても重要な確認事項の1つです．

> **バイトブロック**
> 患者が気管チューブを噛んでしまうとき，気管チューブに沿ってバイトブロックを挿入し予防する器具のこと．

2 人工呼吸器側のチェックポイント

1）人工呼吸器回路の点検

人工呼吸器装着患者が，どこから吸って，どこから吐いているかを確認することは，重要な確認事項です．点検を怠った場合，回路の組み間違いから加湿不足，接続のゆるみからリークなどのインシデントが発生する危険性があります．

ウォータートラップや加湿器との接続部，温度センサーの差込口などがリークの原因となりやすいため，手で触ってゆるみがないか確認します．人工鼻使用時に加湿器やネブライザーと併用すると，フィルターが目詰まりするため，併用は禁忌です（全国的にも同様の事故事例が報告されている）．また酸素配管やコンセントの接続も毎回確認します．回路や酸素配管，電源にかかわる事故は，患者の生命を絶ってしまう重大なエラーです．したがって，この最も基本的な確認・点検は何があっても怠ってはいけません．

2）設定値の確認

医師の指示通りの換気設定になっているか，設定値と実測値，アラームの設定値を確認します．これらは，チェックリストにして勤務交代ごとに確認するとよいでしょう（**表1**）．

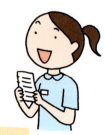

人工呼吸器との同調性

1 同調性がよい場合

吸いたいときに十分に吸える，吐きたいときに抵抗なく吐ける，という状態です．人工呼吸器からの送気と患者自身の吸気のタイミングが合うと，患者の苦痛（呼吸困難感）は軽減されます．

2 非同調の場合

人工呼吸器の強制換気による送気時に，患者の呼気がぶつかると，ファイティングが起きます．

また，不適切なトリガー（感度）の設定によって患者の吸気と人工呼吸器の送気のタイミングがずれると，非同調が起こります．

人工呼吸器との非同調は，肺や呼吸筋への負担の増加や，人工呼吸期間の延長につながります．同調していない場合は医師へ報告し，①換気モード，吸気時間，トリガー感度，立ち上がり時間などの設定値を変更します．次に，②鎮痛・鎮静についてアセスメントする，といった対処をします．

（片山雪子）

ファイティング
人工呼吸器の換気と自発呼吸が合わずにぶつかること．

トリガー（感度）
患者の吸気努力を人工呼吸器が検知する閾値．

06　　　　　　　　　　　　　　　**Part 1　人工呼吸管理がわかる**

基本設定

人工呼吸管理での基本「設定」がわかる

これで**合格点！**ポイント

☑ **自発呼吸か強制換気かがわかる**

☑ **主な換気モードの種類を知っている**

☑ **肺に負担のかからない設定値がわかっている**

自発呼吸か強制換気か

　頻呼吸による肺障害が問題にならない限り，自発呼吸を活かした呼吸器管理が基本です．自発呼吸で足りない換気量，呼吸回数を補い，肺胞が虚脱しないよう適切な圧をかけるなど，何をサポートするのか患者ごとに設定します．

　人工呼吸器にはモニタ画面があり，一回換気量や分時換気量などの数値とともに，波形が経時的に描かれています．数値には設定値と実測値があり，波形は横軸に時間，縦軸に気道内圧・流量・換気量が表示されます．自発呼吸と強制換気の違いは，人工呼吸器のグラフィック画面に色を分けて表示されます．

主な換気モード

　現在，人工呼吸器はメーカー各社が特徴のある換気モードや付加機能を搭載しています．このモードは各メーカーによって呼び名が異なる場合があり，このことが人工呼吸の理解をむずかしくする要因の1つとなっています（**表1**）．

1 換気方法の設定

　換気様式は主に，PCVとVCVに分けられます．

　設定した圧を一定時間維持する，PCV（圧規定式調節換気）と，設定した量を一定の流量で送る，VCV（量規定式調節換気）があります（**図1**）．

　PCVでは，気道内圧を一定に保つことができますが，肺コンプライアンスや

PCV
pressure controlled ventilation，圧規定式調節換気．送り込む吸気圧を設定し，その圧を一定時間保つ．過度な陽圧換気は回避できるが，一回換気量は肺コンプライアンスに左右され，吸気時間が短いと肺胞が設定された圧に到達する前に吸気が終了し，換気量が低下する可能性がある．

VCV
volume controlled ventilation，量規定式調節換気．送り込むガスの量（一回換気量）を設定し，その量を一定の時間で送る．一回換気量は保障されるが，肺コンプライアンスが悪い場合は気道内圧が高くなる．
気道抵抗：気道内圧や肺胞の抵抗による気体の通りにくさ．

—人工呼吸管理での基本「設定」がわかる—　**23**

図1 PCVとVCVの違い

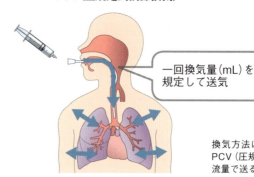

PCV（圧規定式調節換気） / VCV（量規定式調節換気）

気道内圧（cmH₂O）を規定して送気 / 一回換気量（mL）を規定して送気

換気方法には，設定した圧を一定時間維持する，PCV（圧規定式調節換気）と，設定した量を一定の流量で送る，VCV（量規定式調節換気）がある．

表1 換気様式名称

	Dräger EVITA XL	COVIDIEN PB980	MAQUET SERVO-U	CareFusion VELA
〈強制換気〉補助/調節換気	IPPV assist	A/C	VC，PC	A/C
〈強制換気+自発補助〉同期式間欠的強制換気	SIMV	SIMV	SIMV	SIMV
〈自発補助〉持続的気道陽圧/プレッシャーサポート	CPAP/PS	SPONT	CPAP・PS	CPAP/PSV

表2 初期設定の一例

	VCV（量規定）	PCV（圧規定）
吸入気酸素濃度 F_IO_2（%）	0.4（0.21〜1.0）	
呼吸回数 f（回/分）	12（10〜15）	
一回換気量 TV（mL）	400（8〜10mL/kg）	―
吸気圧 P_I（cmH₂O）	―	10〜20（一回換気量が8〜10mL/kgになる圧）
吸気時間 T_I（秒）	1.2〜2.0	
PEEP（cmH₂O）	5（5〜15）	

気道抵抗によって一回換気量が変化するため，一回換気量が十分かどうか確認します．VCVでは，一回換気量が保障されますが，気道内圧が高くなりすぎないか確認する必要があります．

VCVとPCVの設定項目の違いと初期設定の一例を，表2に示します．

2 換気モードの設定

人工呼吸器のモードは，機械がすべてサポートするA/C（補助／調節換気），

A/C
assist/control，補助/調節換気．設定された換気量または吸気圧，吸気流量，吸気時間で強制換気を行うモード．

CPAP
continuous positive airway pressure，持続的気道陽圧．吸気，呼気時ともに，常時設定された陽圧を気道に維持し，患者が自発呼吸を行うためのモード．

IPPV
invasive positive pressure ventilation，侵襲的陽圧換気

PEEP
positive end-expiratory pressure，呼気終末陽圧．呼気終末時に気道内を陽圧に保つ機能．肺胞の虚脱予防を目的に，換気モードに付加できる．

SIMV
synchronized intermittent mandatory ventilation，同期式間欠的強制換気．自発呼吸がない，もしくは少ない場合は，設定されたとおり強制換気し，自発呼吸をトリガーした場合は，同調する．

TV
tidal volume，一回換気量

肺コンプライアンス
肺の膨らみやすさ．

分時換気量
一回換気量（mL/回）×換気回数（回/分）．1分間の換気量をさし，人工呼吸器の設定分時換気量と呼気分時換気量が大きく異なる場合は，回路のリークなどを考える．

図2 設定呼吸回数12に対して20回の自発呼吸がある場合（PB980の波形を使用）

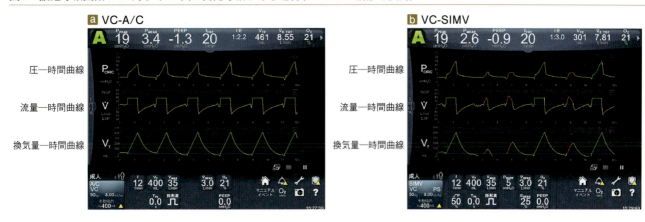

自発呼吸が出たときに自発呼吸を邪魔しないように補助するSIMV（同期式間欠的強制換気），自発呼吸に対してのみサポートする，CPAP（持続的気道陽圧）やPSV（圧支持換気）に大別されます．

補助／調節換気（A/C）はトリガーした自発呼吸に対してすべて補助換気を行います．同期式間欠的強制換気（SIMV）は設定呼吸回数のみ補助換気を行い，設定以上の自発呼吸に対してプレッシャーサポートで圧補助をします．

図2は，呼吸数20回/分の患者の，A/CとSIMVのグラフィック画像です．比較すると，A/Cでは，トリガーしたすべての呼吸に対して補助するため，呼吸回数が多くなった場合に過換気になる可能性があるので注意が必要です．

3 付加機能

換気様式，換気モードの設定のほかに，SIMVやCPAPモードのときに付加機能を設定する場合があります．

PSは，自発呼吸を感知したときに，設定圧を補助し，呼気に転じたときにサポートを終了します．PEEPは，肺胞の虚脱予防を目的として付加します．TCは，チューブ抵抗を相殺するために使用する機能です．

肺に負担のかからない設定値

人工呼吸では，肺に負担をかけずにサポートすることが大切です．

まず，高すぎる気道内圧を避けます．そのためには，PCVが好まれます．VCVの場合も，気道内圧が30cmH$_2$Oを超えないよう注意します．

また，換気量を設定する際には，実測体重ではなく，予測標準体重を元に設定します（表3）．自発呼吸を活かし，できる限り浅い鎮静で過ごせる環境を整えることも大切です．

（片山雪子）

表3 予測標準体重（Predicted body weight）

男性(kg)	50.0 + 0.91 ×［身長(cm) − 152.4］
女性(kg)	45.5 + 0.91 ×［身長(cm) − 152.4］

PS
pressure support，プレッシャーサポート．自発呼吸を感知したときに，設定圧を補助し，呼気に転じたときにサポートを終了する付加機能．

TC
tube compensation，チューブ抵抗を相殺するために使用する機能．

引用・参考文献
1) コヴィディエン アカデミア：人工呼吸管理の基礎1 モード（Basic）．（2015年11月閲覧）
https://www.covidien.co.jp/medical/academia/respiratory/basic1

07 SpO₂低下時対応

SpO₂が低下したときに包括対応ができる

これで合格点！ポイント

- ☑ SpO₂を正しく評価できる
- ☑ SpO₂低下の原因と対処方法がわかっている
- ☑ SpO₂と血液ガスを関連したアセスメントができる

SpO₂（パルスオキシメータ）とは

　パルスオキシメータは，末梢の動脈拍動を感知し，動脈血中の酸素と結合しているヘモグロビンの割合（SpO₂）を測定しています（図1）．SpO₂は，低酸素状態の指標であるSaO₂（動脈血酸素飽和度）と相関しています．したがって，SpO₂をモニタリングすることで，低酸素血症や呼吸不全を早期に発見することができます．

　SpO₂の評価には，正しい値であるかの判断も重要です．センサー部分に光が入り込んだり，患者にマニュキアが塗られている場合，末梢循環不全があると，測定に必要な脈波が得にくくなります．また，体動などでも測定結果が不安定になります．

　SpO₂とPaO₂（動脈血酸素分圧）の関係について，表1の値を覚えておきましょう．

> **パルスオキシメータ**
> 酸素化ヘモグロビン（鮮紅色）の赤外光を吸収する性質と，還元ヘモグロビン（暗赤色）の赤色光を吸収する性質を利用し，それぞれの光の透過率から酸素飽和度を求める測定器．プローブから赤色光と赤外光を測定部に当て，受光部で透過した光と脈波を検出し，経皮的に酸素飽和度（SpO₂）を検出する．
>
> **SpO₂**
> saturation of percutaneous oxygen，経皮的動脈血酸素飽和度．パルスオキシメータを指先や耳に装着するだけで，簡易かつ非観血的・経皮的に測定される酸素飽和度．
>
> **PaO₂**
> arterial oxygen pressure，動脈血酸素分圧
>
> **SaO₂**
> arterial O₂ saturation，動脈血酸素飽和度．血液中のヘモグロビンのうち，酸素化ヘモグロビンの割合．低酸素状態の指標．

図1　酸素飽和度

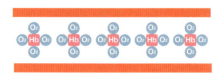

ヘモグロビンのすべてが酸素に結合している
SpO₂ = 100 %

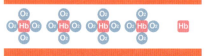

ヘモグロビンの80％が酸素に結合している
SpO₂ = 80 %

表1　SpO₂とPaO₂の関係

SpO₂ (%)	PaO₂ (Torr)
95	80
90	60
88	55
85	50

SpO₂は，SaO₂，ひいてはPaO₂と相関しているため，SpO₂が異常な場合は，酸素分圧も異常（低酸素状態や呼吸不全など）ということがわかる．

Part 1 人工呼吸管理がわかる

図2 酸素解離曲線

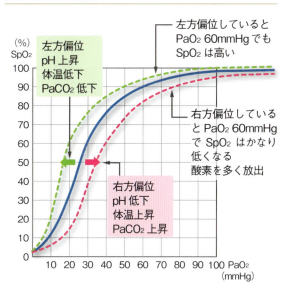

表2 酸素状態悪化時に確認すべき「DOPE」

Displacement	チューブの位置異常 食道挿管，片肺挿管，計画外抜去	チューブの固定位置（口角もしくは門歯），チューブ内のくもり，E_TCO_2波形，チューブの屈曲，患者が噛んでいないかなど
Obstruction	チューブの閉塞（キンク，閉塞）	
Pneumothorax	気胸，とくに緊張性気胸	頸静脈怒張，気管偏位，皮下気腫，胸部の打診
Equipment failure	人工呼吸器と回路の異常	手動的換気にして呼吸器回路や作動状況を確認

酸素解離曲線

酸素飽和度と動脈血酸素分圧の関係を示したグラフを，酸素解離曲線といいます（図2）．SpO_2を評価するには，「酸素解離曲線」を理解することも必要です．

酸素解離曲線は，患者のpH，$PaCO_2$，体温の変化により，右にずれたり（右方偏位），左にずれたり（左方偏位）します．$PaCO_2$が上昇する，体温が上昇するなど，代謝が活発になると，ヘモグロビンから酸素を遊離しやすくなり，組織に酸素を放出しやすく（組織へ酸素供給が行われやすく）なります．

SpO_2を正しく評価するには，測定された値だけでなく，血液ガス評価や，体温の変化などを加味したアセスメントを行う必要があります．

SpO_2低下の原因は？

人工呼吸管理中に呼吸状態が悪化した場合の原因検索として，「DOPE」があります．DOPEは，Displacement（チューブの位置異常），Obstruction（気管チューブの閉塞），Pneumothorax（気胸，とくに緊張性気胸），Equipment failure（人工呼吸器と回路の異常）を示しています．それぞれの状況について観察を行い，原因を除去する必要があります（表2）．

DOPE以外の低酸素血症の原因として，換気血流比不均衡，シャント，拡散障害があります（図3）．それ以外にも，換気量が減少し酸素需要に供給が追いつかない肺胞低換気があります．

ARDS
acute respiratory distress syndrome, 急性呼吸窮迫症候群

COPD
chronic obstructive pulmonary disease, 慢性閉塞性肺疾患

F_IO_2
fraction of inspired oxygen, 吸入気酸素濃度

PEEP
positive end-expiratory pressure, 呼気終末陽圧

図3 低酸素血症の原因

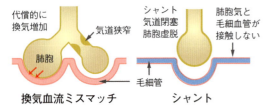
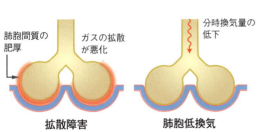

低酸素血症の原因	状態	病態	治療
換気血流比不均衡	ガス交換の悪くなった肺胞が存在する状態	感染性肺炎,無気肺,COPD,ARDS など	酸素投与(F_IO_2調整)
シャント	気道閉塞や肺胞虚脱によりガス交換が悪化し,極端な換気血流比不均衡になった状態	先天性奇形,高度無気肺	気道閉塞解除PEEP
拡散障害	肺胞壁や間質の肥厚によりガス拡散が悪化した状態	間質性肺炎,膠原病肺,塵肺	酸素投与(F_IO_2調整)
肺胞低換気	何らかの原因で換気量が減少する	気道狭窄,呼吸中枢障害,呼吸筋障害など	酸素投与(F_IO_2調整)

文献2)より引用,一部改変

SpO₂低下の対処と酸素濃度を上げるタイミング

1 酸素投与の調整

低酸素状態をそのままにしておくと各臓器に障害が及ぶため,酸素投与やF₁O₂の調整が必要です.初期の段階では,酸素化を高い目標(SaO₂(SpO₂) 98〜99％,PaO₂ = 100Torr)に設定し,酸素濃度を調整します.その後はSpO₂ = 94〜98％を目標にします.

血液ガス採血が行われている患者であれば,P/F比(PaO₂/F₁O₂比)を評価し,300を維持できるように酸素濃度を調整します.

2 酸素投与時の注意点

酸素投与時は,高濃度酸素を長期間投与し続けると,活性酸素が生じ気道粘膜や肺胞が傷害されるため,注意します.

患者の状態によっては,F₁O₂の上限である1.0であっても,P/F比が維持できない場合もあります.そのときは,細気管支・肺胞の開存を行うためPEEPをかけ,酸素濃度を調整することもあります.

酸素投与のメリット,デメリットを理解したうえで,目標とする値を維持するために医師より包括的な指示を受けておくことも重要な呼吸器管理となります.

(大城祐樹)

> **P/F比**
> PaO₂/F₁O₂比,酸素化係数.肺の酸素化能を評価した数値で,数値が高いほど呼吸状態がよいとされる.よくコントロールされている人工呼吸器装着患者のP/F比のおおよその基準値は300以上.

引用・参考文献
1) 大槻勝明:モニタリング SpO₂(パルスオキシメータ).人工呼吸管理実践ガイド(道又元裕編),照林社,p.155-159,2009.
2) 佐藤庸子:呼吸不全の病態生理.人工呼吸管理実践ガイド(道又元裕編),照林社,p.40-44,2009.
3) 徳留大剛ほか:勉強会にそのまま使える ME機器ベーシックテキスト パルスオキシメーター.呼吸器ケア,8(11):54-60,2010.
4) 柴優子:人工呼吸管理中の患者〈ICU編〉.呼吸器ケア,10(12):1216-1226,2012.
5) 大久保淳:パルスオキシメーター.Emergency Care,28(3):230-234,2015.
6) 日本集中治療医学会:集中治療専門医テキスト.総合医学社,p.102-118,2013.

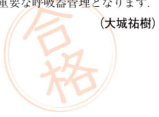

08 アラーム

アラームの種類とその原因・対処がわかっている

Part 1 人工呼吸管理がわかる

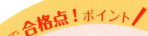

これで**合格点！**ポイント

- ☑ 使用している人工呼吸器に，どのような種類のアラームがあるのか知っている
- ☑ アラーム発生時の対応・原因検索ができる
- ☑ アラーム対応困難時に応援要請ができる

人工呼吸器には，異常が発生したときにそれを知らせてくれるアラームが備えられています．人工呼吸管理におけるアラーム管理は，患者の安全を守るうえで重要なことです．

また，言語的な訴えが困難な患者にとって，アラームは患者の苦痛を表現しているナースコールの1つととらえることができます．身近にいる医療従事者がアラームに気づき，原因を除去することで，患者に与える不利益や苦痛を最小限に抑えることができます．

ここでは，アラーム対応の大まかな流れ，アラームの種類とその原因検索について解説します．

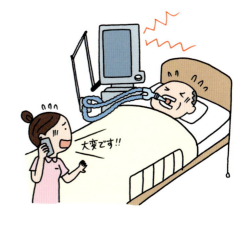

アラームが鳴ったらどうするか

人工呼吸器のアラームは，患者や機器の異常を知らせる警告音です．しかし，あくまでも警告音なので，何が原因で鳴っているのかまでは表示されないことが多いです．

アラームが鳴ったときにまず行うことは，何のアラームが鳴ったのかの確認と，患者の状態に異常がないかの確認です．患者の呼吸状態が安定したら，アラームの原因検索を行います．

—アラームの種類とその原因・対処がわかっている—　29

表2　人工呼吸器のアラームタイプと種類，発生状況

アラームタイプ	アラームの種類	アラームの発生状況
緊急事態アラーム（必ず設定されている）	電源供給異常	電源コンセントや内部バッテリーからの電源供給が低下・遮断したときに発生
	作動不能	人工呼吸器の故障や部品の不具合により正常に作動ができないときに発生
	ガス供給圧低下	人工呼吸器に供給される医療ガス（酸素，圧縮空気）の供給圧が低下したときに発生
救命アラーム（設定された状態に保たれているかを監視）	分時換気量低下 実測値の70〜80％程度	1分間の換気量（呼気量）が設定に満たないときに発生
	気道内圧下限 気道内圧の70％程度	空気を送っているにもかかわらず気道内圧の上昇が得られないときに発生
	無呼吸 15〜20秒	患者の自発呼吸が設定した時間を経過しても感知されないときに発生
合併症予防アラーム（同調性や圧外傷，呼吸筋疲労などの合併症を予防）	気道内圧上昇 実測値の20〜50％	気道内圧が設定以上に上昇したときに発生
	分時換気量上昇 最高気道内圧＋10cmH$_2$O	1分間の換気量（呼気量）が設定を上回っているときに発生
	頻呼吸 30〜35回/分程度	呼吸数が設定した回数を上回っているときに発生

　異常を認めるときや，すぐに原因が判断できない場合は，ほかのスタッフを呼び適切な対処を行うことが重要です．たとえば，換気が不十分な場合や換気サポートが行われていない場合は，1人が手動的換気を行いながら患者の状態観察を行い，ほかのスタッフが呼吸器側の原因検索を行います．

　このように人工呼吸器のアラームが鳴った際は，患者側と人工呼吸器側両方の原因検索を同時進行で行う必要があります（**表1**）．

アラームの種類

　人工呼吸器の種類によって，備え付けられているアラームが異なります．また，アラームの表示画面が異なることがあるので，現在使っている人工呼吸器のアラームについて把握しておく必要があります．

　人工呼吸器のアラームは，緊急事態アラーム，救命アラーム，合併症予防アラームの3つに分けることができます．それぞれのアラームの種類や発生状況を知ることで，より適切に対応できるようになります（**表2**）．

　救命アラームと合併症予防アラームの設定は，ある程度の目安はありますが，患者の状態に合わせて設定する必要があります．

表1　アラーム発生時の対応

アラーム内容を確認	• 患者の元へ行き呼吸器のアラームチェック ※リセットは押さず消音のみにする（後々の原因検索で活用）
患者のアセスメント	• バイタルサインのチェック • 呼吸様式の確認（胸郭の動きや呼吸音の変化，チアノーゼなど） ⇒異常を認めるときは応援要請，手動的換気に切り替えも検討
アラームの原因検索	• アラームの内容を再確認（原因検索） • 解決後にリセットを押す

表3　アラームの原因と対処方法

アラームの種類	原因と対処
電源供給異常 作動不能 ガス供給圧低下	原因：電源コンセントや内部バッテリーからの電源供給が低下・遮断 　　　人工呼吸器の故障や部品の不具合 　　　供給される医療ガス（酸素，圧縮空気）の供給圧が低下
	対処：手動的換気に切り替え，それぞれの原因を確認 　　　臨床工学技士や医師に報告し機械の変更
分時換気量低下	原因：回路のリーク，カフ漏れ，気管チューブの閉塞・狭窄，痰の貯留 　　　肺コンプライアンスの低下，気道抵抗の増加，計画外抜管
	対処：回路の破損や接続部のゆるみをチェック，カフ圧調整 　　　気管チューブ交換，気管吸引，手動的換気と医師に報告
気道内圧下限	原因：気管チューブの位置異常，気管チューブの閉塞・狭窄 　　　気胸（とくに緊張性気胸），機器の故障
	対処：換気がなされているかを確認し，不十分な場合は手動的換気と医師への報告 　　　回路トラブルの有無を確認
無呼吸	原因（患者側）：　自発呼吸停止，呼吸数低下 　（呼吸器側）：　呼吸器回路の外れ・ゆるみ，回路の閉塞，ミストリガー 　　　　　　　　気管チューブのカフ圧の低下，カフ損傷
	対処：心停止の場合は心肺蘇生・医師報告 　　　鎮静薬や鎮痛薬，筋弛緩薬の影響なら減量・中止，医師報告 　　　回路が外れていたなら接続を確認して再装着 　　　呼吸器設定の変更
気道内圧上昇	原因（患者側）：　コンプライアンスの低下，気道抵抗の上昇 　　　　　　　　喀痰によるチューブの閉塞，圧外傷 （人工呼吸器側）：呼吸器回路ねじれ・閉塞，水分貯留，センサー屈曲
	対処：同調性が認められなかったときは設定変更を相談 　　　痰の貯留音がある場合は気管吸引，加温加湿 　　　胸郭の動きに左右差を認めたらすぐに医師へ報告 　　　回路・圧センサーの屈曲解除や水の貯留の除去
分時換気量上昇	原因：過換気，オートトリガー，呼吸器のサポートが過剰
	対処：医師に報告しモードやアラームなどの設定を変更 　　　回路の異常がないかの確認
頻呼吸	原因（患者側）：　呼吸状態不良，呼吸器サポートの不足，疼痛や不穏 （人工呼吸器側）：回路のゆるみや破損，トリガー感度が敏感
	対処：医師に報告しモードやサポートを変更，十分な鎮痛鎮静 　　　回路の点検や水分除去

アラームの原因，具体的な対応とチェック

　アラームが鳴るということは，なんらかの異常が発生しており，なんらかの対応が必要であることを示しています．それぞれのアラームが何を意味しているのかを理解するとともに，その原因，対処方法を理解しておく必要があります．**表3**にそれぞれのアラームの原因と対処方法を示しました．

　アラームが鳴ったときは，いつでも対応できるよう手動的換気用具，救急カートなどを用意しておくことや，すぐに使用できるよう環境整備を行う必要があります．

（大城祐樹）

引用・参考文献

1) 野口裕幸：事例で学ぶ人工呼吸器アラーム対応　もう，アラームにあわてない．学研メディカル秀潤社，2015.

2) 日本呼吸療法医学会　人工呼吸管理安全対策委員会：人工呼吸安全使用のための指針 第2版．人工呼吸，28（2）：210-225，2011.

3) 露木菜緒：初めての人が達人になれる　使いこなし人工呼吸．南江堂，2012.

4) 窪田葉月ほか：アラームへの対応．看護の「どうしよう？」から最先端までわかる 決定版 人工呼吸ケアのポイント300（卯野木健著編），呼吸器ケア，2012冬季増刊号，140-151，2012.

5) 鳥羽好和：人工呼吸器のしくみと管理 アラームの種類と対応．人工呼吸器管理実践ガイド（道又元裕編），照林社，p.132-137，2009.

6) 磨田　裕：呼吸管理機器アラーム対応の心得．呼吸器ケア，（10）：12-16，2011.

—アラームの種類とその原因・対処がわかっている—

09 気管チューブ固定

気管チューブの選択, 固定で「やってはいけないこと」がわかる

これで合格点！ポイント

- ☑ 気管チューブの固定位置を確認して管理している
- ☑ 患者や施設に合った固定方法を選択している
- ☑ 固定時に皮膚トラブルの予防を考慮している

気管挿管の目的

気管挿管は，低酸素血症を呈しているとき，高二酸化炭素血症による呼吸不全，マスク換気では十分な酸素化の改善がみられないとき，なんらかの原因で気道の開通が困難なときなど，気道緊急時に施される処置です．気管チューブは，気道緊急の改善を目的に気管に挿入されているため，適切な位置で固定し，気道を確保する必要があります．

気管チューブの固定位置が医師の指示からずれないように固定

1 チューブの先端の位置

気管チューブの固定位置は，文献によってもさまざまですが，チューブの先端が気管分岐部から2〜4cm上で固定することが一般的です(**図1**)．

医師により気管挿管された後は，呼吸音の左右差や胸郭の上がり具合などに加えて，胸部X線で気管チューブの位置を確認し，ずれないように管理する必要があります．

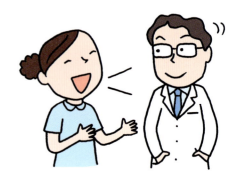

図1 気管チューブの先端位置

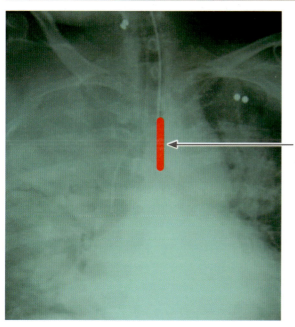

気管分岐部から2〜4cm

図2 バイトブロックの固定

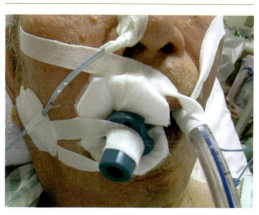

2 開口する患者のテープ固定

　気管挿管中でも口を開閉する患者はいます．テープで気管チューブを固定する際は，上顎で固定すると，患者の開口によるずれがなく固定できます．
　開口時は，顎関節を中心として下顎が動き開口しています．そのため，上顎で固定したうえで，補助固定として下顎に固定すると，開口により先端がずれることなく気管チューブを固定することができます．

3 バイトブロックの固定

　無意識にバイトブロックを口外へ押し出そうとする患者もいます．円筒型のバイトブロックを気管チューブと一体化させて固定すると，バイトブロックを押し出した際に，一緒に気管チューブも押し出してしまうことになります．
　そのような場合は，バイトブロックを気管チューブと一体化させずに固定すると，押し出されることなく固定することができます（**図2**）．

患者，施設に合った固定方法の選択

　気管チューブをずれないよう固定するために，現在はいろいろな方法があります．大きく分けると，テープで固定する方法，固定器具を使用して固定する方法があります．

—気管チューブの選択，固定で「やってはいけないこと」がわかる—

1 テープで固定する方法

テープで固定する際は，まずテープの選択が必要になります．テープを選択するときのポイントは，「皮膚に優しいこと」「固定性に優れていること」です．今はさまざまなテープが販売されているので，このポイントをおさえつつ，施設に合ったものを選択する必要があります．

患者の皮膚状態もさまざまであり，皮膚が弱い方もいます．そのため，表皮剥離の危険性が高い患者には，テープを貼付する前に被膜剤を塗布，剥がす際は剥離剤を使用するなどの工夫が必要です．

2 固定器具を使用して固定する方法

固定器具は，アンカーファスト（図3）やトーマスチューブホルダー（図4）などがあります．固定器具の選択は，器具それぞれに使用期間や固定方法，コストなどに特徴があるため，それを把握し施設に合ったものを選択します．

3 皮膚トラブル発生予防に努める

患者によって，皮膚の状態はさまざまです．また，気管挿管が必要なほど侵襲を受けた場合，血管透過性が亢進し，サードスペースへ水分が移動することや，炎症，低アルブミン血症などさまざまな要因で浮腫が生じ，皮膚が脆弱な状態です．そのため，固定位置の変更のためにテープを剥がすときは，愛護的に行う必要があります．

バイトブロックを使用する際も，バイトブロックの圧迫により皮膚トラブルが発生する場合もあります．筆者の施設では，皮膚とバイトブロックの間にクッションを挿入し，皮膚トラブル発生予防に努めています．

長時間の同一部位での固定は潰瘍形成のリスクがあるので，避けたほうがよいでしょう．

（牛島めぐみ）

図3 アンカーファスト

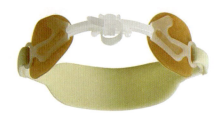

画像提供　株式会社 ホリスター

図4 トーマスチューブホルダー

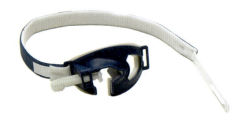

画像提供
レールダル メディカル ジャパン 株式会社

引用・参考文献
1) 道又元裕ほか監・編著：ズバリわかる200キーワード重症集中ケア―ICU看護の"虎の巻"．第1版，日総研出版，p.220-221，2012．
2) 森安恵美：気管チューブの固定．ICNR, 1（3）：85-87, 2014．

10 ①気管吸引

Part 1 人工呼吸管理がわかる

人工呼吸ケアで必ずおさえたい「今はこうする」がわかっている ①気管吸引

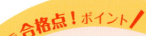

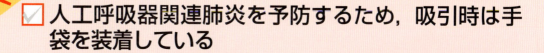

- ☑ 人工呼吸器関連肺炎を予防するため，吸引時は手袋を装着している
- ☑ 肺胞虚脱や無気肺のリスクを回避するための吸引カテーテルの挿入長を知っている
- ☑ 肺胞虚脱や低酸素血症を予防するための適切な吸引圧，吸引時間を知っている

気管吸引の吸引圧

　吸引圧はさまざまな研究から意見が散見されており，一定の合意が得られていないというのが現状です．米国呼吸理学療法学会（AARC）の気管吸引ガイドラインでは，150mmHgの吸引圧を超えないことを推奨しています[1]．

　高い吸引圧をかけることは，空気を多量に吸引し無呼吸状態が続くこととなり，低酸素血症へつながります．

　吸引圧が低いと，短時間で有効な吸引ができません．十分な排痰が行えないため，吸引回数を増やすこととなり，吸引に伴う過度な咳嗽反射によって生じる無駄な体動やエネルギー消費を増加させ，生体にさらなる侵襲を与えることとなります．

　そのため，吸引時間の目安は10〜15秒以内で抑えることが安全です．

> **AARC**
> American Association for Respiratory Care，米国呼吸理学療法学会

吸引カテーテルの回転

　吸引カテーテルの先端孔が一点の気管壁に集中して接することで，気管粘膜

が損傷するおそれがあります．これを予防するために，吸引カテーテルを回転させることがあるかと思いますが，手首を使ってカテーテルをくるくる回しても，カテーテルの先端は回らないので意味がありません．

吸引時間を短時間に抑えるように実施することが重要です[3]．

挿入時の陰圧・陽圧

吸引圧が150mmHg前後で，吸引カテーテルが人工気道の内径の1/2程度以下であれば，吸引カテーテルを人工気道に挿入する際に屈曲閉鎖する必要はありません．

開放吸引の場合，カテーテルを折るなどして陰圧をかけずにカテーテルを挿入すると，気管で開放したときに一時的に吸引圧が高くなり，気道粘膜を損傷するおそれがあります．屈曲閉鎖させず，すばやく挿入しましょう．

手袋の装着（スタンダードプリコーション）

VAPを含む医療関連肺炎の起炎菌は，患者の口腔や身体周囲だけでなく，医療施設のいたるところに存在します．これらの細菌は，医療従事者の手指に付着したり一時的に保菌したりして，その手指を介して広がることが多いとされています．

気管吸引の手技は，無菌操作を必要とする手技であり，呼吸回路や気管チューブの操作による交差感染のリスクが発生します．交差感染を予防するためにも，スタンダードプリコーションを徹底する必要があります．

チューブの挿入長

気管チューブは，気管分岐部から約3～5cm上に先端があるように留置されています．吸引カテーテルを深く入れすぎると，解剖学的に右気管支に入り込み，分泌物の吸引と合わせて肺内のガスも吸引されるため，肺胞虚脱や無気肺を形成してしまうことがあります．

吸引カテーテルの挿入長は，一定の見解はありませんが，このようなリスクを回避するためにも気管分岐部を超えない深さが原則です．また，気管切開の場合は気管分岐部までの距離が短く，12～15cm程度となります．

（白須香南子）

表1 気管吸引のポイント

- 吸引圧は150mmHgを超えない
- 吸引時間は10～15秒以内，短時間に抑える
- 吸引カテーテルを手首を使ってくるくる回さない
- 吸引カテーテルを人工気道に挿入するとき，屈曲閉鎖しない
- スタンダードプリコーションを徹底する
- 吸引カテーテルは気管分岐部を超えない深さまで

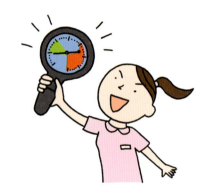

引用・参考文献
1) AARC Clinical Practice Guidelines：Endotracheal suctioning of mechanically ventilated patients with artificial airways 2010. Respir Care, 55(6)：758-764, 2010.
2) 道又元裕：患者に安全な吸引手技．Nursing Today, 25(4)：10-15, 2010.
3) 露木菜緒：気管吸引：手技偏．呼吸器ケア, 9(9)：885-891, 2011.

10 ②カフ圧管理

Part 1 人工呼吸管理がわかる

人工呼吸ケアで必ずおさえたい「今はこうする」がわかっている ②カフ圧管理

これで合格点！ポイント

- ☑ 定期的なカフ圧調整を行っている
- ☑ カフ圧計を用いて 20 ～ 30cmH$_2$O で管理している
- ☑ カフ上部吸引で不顕性誤嚥を予防できる

気管チューブのカフの役割には，陽圧換気のリーク防止と誤嚥予防があります．カフ圧は高圧であると気管壁の圧外傷が生じるため，一般的に最大カフ圧は30cmH$_2$Oとされています．また，20cmH$_2$O以下の低圧であると，リークによる換気量の低下や気道分泌物の下気道の流入が容易に起こり，人工呼吸器関連肺炎(VAP)を発症しやすくなります．したがって，カフ圧はカフ圧計を用いて常時20～30cmH$_2$Oで管理する必要があります．

しかし，間欠的カフ圧調整法ではカフ圧計をパイロットバルブに着脱する際に脱気するため，現在のカフ圧を知る手段がありません．そして，カフ圧は時間とともに漸減するため，4～8時間ごとにカフ圧を調整することが必要です．

カフ圧調整は，**表1**のように行います．気管の形状は人によってさまざまであり，カフのひだによって気道内分泌物が下気道へ落下するため，完全に不顕性誤嚥を防ぐことができません．そのため，頭部挙上やカフ上部の吸引を行うことで，下気道への垂れ込みを予防することが必要です．

人工呼吸器関連肺炎予防バンドルでは30°以上の頭部挙上を推奨していますが，頭部挙上30°と10°ではVAP発症に変化はないと示す研究もあり，仰臥位で管理しないということが重要となります．

ランツバルブというバルンの膨張収縮によりカフ圧を自動で25～30cmH$_2$Oに維持できるものや，自動カフ圧コントローラというマイクロプロセッサによりカフの圧制御，調整，維持を自動で行うデバイスもあります．

(白須香南子)

表1　カフ圧調整の方法

①カフ圧計に三方活栓と延長チューブを接続し，5～10mLのシリンジに空気を入れ，三方活栓の側管に接続

②三方活栓は患者側を閉じたままパイロットバルブとカフ圧計を接続

③カフ圧計の内圧を30cmH$_2$O程度に上げてから，三方活栓を全方向に開く

④カフ圧計の目盛を見ながら，30cmH$_2$O程度になるまでシリンジで空気を入れる

⑤再び三方活栓の患者側を閉じ，パイロットバルブを外す

引用・参考文献
1) 露木菜緒：カフ圧管理．呼吸器ケア，11(3)：230-285，2013．
2) Recommendations of CDC and the Healthcare Infection Control Practicies Advisory Committee：CDC Guidelines for Preventing Health-Care-Associated Pneumonia, 2003. MMWR, 53(RR-3)：1-36, 2004.
3) 石原秀樹：呼吸器ケアエッセンス―呼吸療法認定士もこれ1冊で安心！．メディカ出版，p.120-129，2006．

10

③ 加温加湿

人工呼吸ケアで必ずおさえたい「今はこうする」がわかっている ③ 加温加湿

これで合格点！ポイント

- ☑ 加温加湿の必要性を理解している
- ☑ 人工鼻と加温加湿器の違い，使い方を理解している
- ☑ 加温加湿を行っているとき，十分評価できている

加温加湿の必要性

　健常者が自然呼吸を行う際は，大気中に含まれる湿度・温度に加え，上気道〜気管分岐部にかけて吸気がさらに加温加湿されることにより，適切な温度・湿度になります．これに対し，人工気道を介した人工呼吸を行うと，上気道の加温加湿機能が失われます．

　また，人工呼吸器は，湿度が0％に近い医療用ガスを使用します．この乾燥ガスが人工気道を介して直接気管内に流入するため，さまざまな障害を引き起こします（**表1**）．

　これらを予防するため，人工呼吸を行う際は，十分な加温加湿が必要になります．AARCガイドラインでも，①加湿は，侵襲的人工呼吸を受けるすべての患者に推奨される，②患者のアドヒアランスや快適性を向上させるため，非侵襲的人工呼吸では，加温加湿器の使用が提案される[1]，としています．

表1　乾燥ガスがそのまま気管に入ると起こりうる呼吸器系の障害

- 気道粘膜の乾燥
- 気道粘膜の線毛運動の低下・障害
- 痰の乾燥，固形化
- 気道・気管チューブの痰による閉塞
- 無気肺
- 肺炎

磨田裕：加温加湿と気道管理−人工気道での加温加湿をめぐる諸問題．人工呼吸，27（1）：57，2010．より引用

AARC
American Association for Respiratory Care，米国呼吸理学療法学会

人工鼻と加温加湿器の違い

　人工呼吸器使用時の加温加湿の方法は，大きく分けて人工鼻と加温加湿器の2通りあります．人工鼻，加温加湿器のいずれを使用する場合も，本体・回路の

Part 1 | 人工呼吸管理がわかる

Part 1 人工呼吸管理がわかる...

図1　人工鼻の作動原理

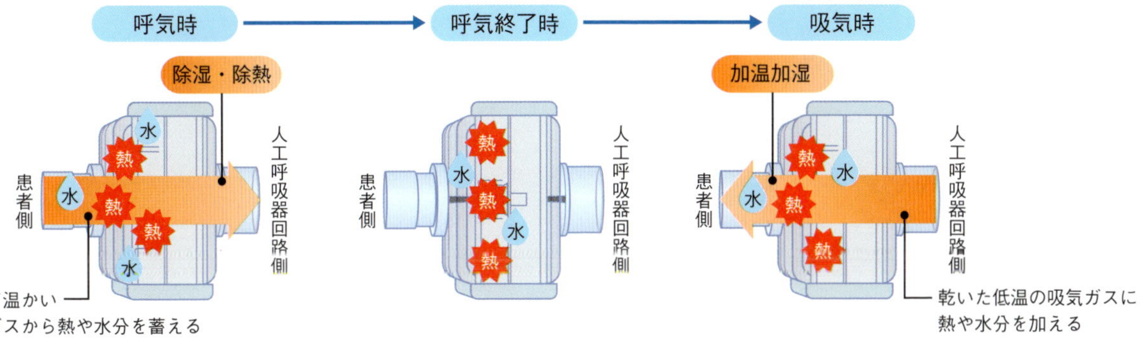

呼気時 → 呼気終了時 → 吸気時

除湿・除熱　　　　　　　　　　　加温加湿

湿って温かい呼気ガスから熱や水分を蓄える

乾いた低温の吸気ガスに熱や水分を加える

表2　人工鼻の使用方法，注意点

①人工鼻の使用手順，安全チェックは，マニュアルに従い標準化すること.

②免疫力低下症例・気道感染症例・空気感染を起こす可能性がある病原体の感染保菌者などでは人工鼻の使用が望ましい.

③粘稠な気道分泌物が多量の場合・気道出血・肺水腫・気管支瘻・リーク・死腔換気率が高い場合・高度換気障害患者のウィーニング中・低体温などでは人工鼻を使用しないことが望ましい.

④人工鼻によって付加される気流抵抗と解剖学的死腔が許容できない患者には使用しない.

⑤取扱説明書に記載されている気流抵抗と死腔量を参考にして，患者の体格・換気能力に合わせたサイズのものを選択する.

⑥Yコネクタより患者側の正しい位置に装着しなくてはならない.

⑦ネブライザーや加温加湿器と併用してはならない.

⑧定量吸入器（MDI）で薬剤を投与する場合は，人工鼻を一時的に取り外さなくてはならない.

⑨加温加湿能力は，製品による差が大きい．常に加湿状況を評価して，不足の場合には適切に対処しなければならない.

⑩時間経過に伴って人工鼻の気流抵抗は徐々に増加するので，換気状況を常に評価しなくてはならない.

⑪メーカーの推奨期間に従って，定期的に交換しなくてはならない.

⑫定期交換時間前であっても，肉眼的に汚染を認めた場合には交換しなくてはならない.

⑬似た形のものに呼吸回路フィルターがあるが，この加温加湿能力は著しく低いので，誤って人工鼻の代用として使用しないよう管理を徹底する必要がある．なお，逆に人工鼻を呼吸回路（呼気）フィルターとして使用すると著しい抵抗上昇を認めるので，誤って使用しないように注意が必要である.

日本呼吸療法医学会人工呼吸管理安全対策委員会：人工呼吸器安全使用のための指針 第2版. 人工呼吸, 28(2)：210-225, 2011. より転載

破損や汚染がないことを十分に確認し，使用します.

1 人工鼻（HME）

　人工鼻は，繊維やスポンジの膜が内蔵されており，患者自身の呼気が人工鼻を通過する際，呼気の熱と水分の一部を蓄え，吸気の際に蓄えた熱と水分で加温加湿するしくみです（**図1**）．人工鼻は，一回換気量や体重に合わせてさまざまなサイズのものが販売されており，サイズによって死腔量や流量抵抗も異なります．そのため，患者の体格や換気能力に応じたものを選択する必要があります．また，加温加湿機能に加え，細菌・ウイルス除去機能があるものもあります.

　人工鼻は，電源を使用せず，呼吸器回路も単純になり簡便に使用できますが，死腔や気道抵抗を増加させるおそれがあります．人工鼻使用時は，**表2**の使用

HME
heat and moisture exchangers，人工鼻

MDI
metered dose inhaler，定量吸入器. 一定量の薬物がガスと一緒に噴霧されるスプレー式の吸入器.

―人工呼吸ケアで必ずおさえたい「今はこうする」がわかっている③加温加湿― 　39

図2　自動で温度制御できる加温加湿器の温度

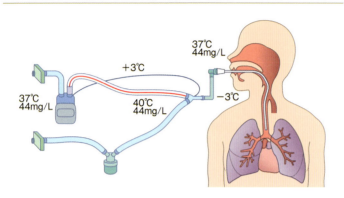

表3　臨床的な適正加湿評価の指標

①喀痰が柔らかくなっていること

②吸気回路終末部に配置した温度モニターで適温（35〜39℃）になっていること

③吸気回路末端付近で内面に結露していること

④気管チューブ内壁に結露，水滴があること

⑤気管吸引カテーテルが気管チューブにスムーズに入ること

＊人工鼻使用下では①・④・⑤を指標にする

文献5）より引用

方法，注意点をよく理解し，加温加湿器と使い分ける必要があります．

　表2に加え，人工鼻使用時に分時換気量が10L/minを超える場合，気管切開チューブ周囲からのエアリークや気胸から胸腔ドレーンを介してリークが続く場合は加湿不足となる[2]ため，注意が必要です．

2 加温加湿器

　現在，広く使用されているpass-over型加温加湿器は，チャンバー内に滅菌蒸留水を注入し，ヒーターにより蒸留水を加温し蒸発させ，通過する吸気ガスを加温加湿するしくみになっています．

　加温加湿器使用時の回路では，加温加湿チャンバー内で吸気ガスが加温・加湿されますが，チャンバーから患者までの回路内で吸気ガスが冷却され，絶対温度の低下や回路内に大量の結露を生じることがあります．これを解決するため，呼吸器回路内にヒーターワイヤを内蔵し自動で温度制御できる製品もあります（図2）．

　加温加湿器は，温度・湿度供給能力に優れており，機械的死腔の増加もありません．しかし，回路の接続か所が増加し，複雑になります．回路外れや接続

間違えのリスクも増加するので，使用開始時や使用中も十分確認するようにしましょう．

給水を行う際にガスポートから給水した際の操作ミスが，後に熱傷を引き起こすことが示唆されています[3]．日本呼吸療法医学会の指針では，チャンバーは回路を開放することなく蒸留水の補充を行える器種であることが望ましい，加温加湿器チャンバーの交換は1週間毎程度とすること[4]としています．

3 使用の実際

実際に人工鼻や加温加湿器を使用する際，患者の状態に加え，各施設の環境や患者管理体制に応じた使用方法を検討する必要があります．

当院では，手術後短期間の侵襲的人工呼吸器管理の場合は人工鼻を使用することが多いです．非侵襲的人工呼吸器管理時や侵襲的人工呼吸器管理を行う期間が長期化する場合は，加湿や換気状況の評価を行いながら必要に応じて加温加湿器を使用しています．

また，加温加湿器を使用する際の回路交換は，臨床工学技士に委託するようにしています．しかし，トラブルの際に早急な対応が行えるよう，看護師も回路の接続方法やトラブルシューティングについて周知するようにしています．

一般病棟で人工呼吸器を使用する際は，病棟看護師に加え，RCTや臨床工学技士が定期的に観察と評価を行い，効果的な加温加湿の実施やトラブル回避に努めています．

> **RCT**
> respiratory care team，呼吸療法チーム

加湿の評価

人工鼻，加温加湿器使用時は，使用していることで満足するのではなく，これらの器具を使用し加温加湿という効果があるのかを確認する必要があります．適宜，**表3**の項目を指標に適正な加温加湿が行われているか確認しましょう．

人工鼻，加温加湿器ともに，回路内や気管チューブ内の結露が加湿（相対湿度100％）の指標になりますが，この結露水が気管に流入しないよう，適宜，ウォータートラップに流入させるか回路外に排出するようにしましょう．

（髙橋健二）

引用・参考文献

1) American Association for Respiratory Care, et al.：Humidification during invasive and noninvasive mechanical ventilation. Respir Care, 57(5)：782-788, 2012.
2) 秋元郁美ほか：人工鼻フィルター（HMEF）が加湿不足あるいは加湿過剰をきたす換気条件に関する定量的研究．医療機器学, 84(3)：349-353, 2014.
3) 厚生労働省通達 薬食審査発第0315001号 薬食安発第0315001号：加温加湿器に係わる使用上の注意等の自主点検等について．平成16年3月15日
http://www.mhlw.go.jp/shingi/2004/06/dl/s0624-4a3.pdf（2015年10月閲覧）
4) 日本呼吸療法医学会 人工呼吸管理安全対策委員会：人工呼吸器安全使用のための指針 第2版．人工呼吸, 28(2), 210-225, 2011.
5) 磨田裕：加温加湿．新版 図説ICU―呼吸管理編（沼田克雄ほか編），真興交易医書出版部, p.310-313, 1996.
6) 磨田裕：加温加湿と気道管理-人工気道での加温加湿をめぐる諸問題．人工呼吸, 27(1)：57-63, 2010.
7) フクダ電子株式会社：加温加湿器 MR-850 添付文書
http://www.fukuda.co.jp/medical/products/attached_document/pdf/mr-850.pdf（2015年10月閲覧）
8) アイ・エム・アイ株式会社：F&P MR850 加温加湿器 添付文書
http://imimed.jp/pack/pdf/02_fp/02_F&PMR850_080925.pdf（2015年10月閲覧）

10

④ 口腔ケア

人工呼吸ケアで必ずおさえたい「今はこうする」がわかっている ④口腔ケア

これで合格点！ポイント

- ☑ **口腔ケアの必要性，目的を理解している**
- ☑ **口腔をしっかり評価できている**
- ☑ **口腔ケアの方法を理解して実践できる**

口腔ケアの必要性と目的

1 口腔ケアの必要性

　人工呼吸器装着患者は，粘膜の乾燥や唾液分泌低下に伴う口腔自浄作用の低下，誤嚥などのリスクを抱えています．このような人工呼吸器装着患者の口腔ケアは，人工呼吸器関連肺炎予防の観点から重要視されてきました．

　わが国では，高いエビデンスレベルを持った口腔ケアの方法は明確にされていませんが，IHIの人工呼吸器バンドルでも，クロルヘキシジンによる毎日の口腔ケア[1]の項目が明示されています（わが国では，クロルヘキシジンの粘膜使用に対して制限があり，バンドルに示されている通りの方法は行えません）．このことからも，人工呼吸器装着患者に対する口腔ケアの重要性が理解できます．

2 口腔ケアの目的

　人工呼吸管理患者に対する口腔ケアの目的は，①口腔の細菌数をコントロールし，気道への細菌の侵入を可能な限り減少させる，②歯性感染病巣ないし口腔粘膜からの細菌の侵入を防止する，③口腔・顎・顔面の機能を維持・回復させることにより廃用症候群を予防し，早期QOLの回復をはかる[2]ことです．また近年では，口腔清掃やリハビリテーションに加え，教育や評価，歯科治療や食べること・楽しむことも含めたオーラルマネジメントという考え方が提唱されています[3]．

> **IHI**
> Institute for Healthcare Improvement,
> 米国医療改善研究所
>
> **バイオフィルム**
> 細菌の塊．口腔でできたものは，プラーク（歯垢）ともよばれる．

42　Part 1 ｜ 人工呼吸管理がわかる

表1　COACH (Clinical Oral Assesment Chart)

		○問題なし 現状のケアを継続	△要注意 改善がなければ専門職への アセスメントの依頼を検討	×問題あり 治療，専門的介入が必要
開口		ケア時に容易に開口する	開口には応じないが，徒手的に2横指程度開口可	くいしばりや顎関節の拘縮のため開口量が1横指以下
口臭		なし	口腔に近づくと口臭を感じる	室内に口臭由来の臭いを感じる
流涎		なし	嚥下反射の低下を疑うが流涎なし	あり（嚥下反射の低下による）
口腔乾燥度・唾液		• （グローブをつけた）手指での粘膜の触診で抵抗なく滑る • 唾液あり	• 摩擦抵抗が少し増すが，粘膜にくっつきそうにはならない • 唾液が少なく，ネバネバ	• 明らかに抵抗が増して，粘膜にくっつきそうになる • 唾液が少なく，カラカラ
歯・義歯		• きれいで歯垢・食物残渣なし • 動揺する歯がない	• 部分的に歯垢や食物残渣がある • 動揺歯があるがケアの妨げにならない程度	• 歯垢や歯石が多量に付着 • 抜けそうな歯がある
粘膜		• ピンクで潤いがある • 汚染なし	乾燥や発赤など色調の変化あり	• 自然出血・潰瘍・カンジダを認める • 気道分泌物・剥離上皮・凝血塊などが目立って強固に付着
	舌	適度な糸状乳頭がある	糸状乳頭の延長（舌苔），消失（平滑舌）	
	口唇	平滑（亀裂なし）	亀裂あり，口内炎	
	歯肉	引き締まっている（スティップリング）	腫脹，ブラッシング時に出血	

岸本裕充編著：COACH: Clinical Oral Assessment Chart. 口腔アセスメントカード. p.2, 学研メディカル秀潤社，2013. より引用

口内の評価

① 入院時から口腔環境を評価

　人工呼吸器装着患者は，口腔トラブルを引き起こす多くのリスクを抱えています．ICU入室患者や急性期病棟に緊急入院した患者では，舌苔やプラークの付着率が高いことが報告されています[4,5]．

　人工呼吸器装着患者は，挿管中に口腔環境を悪化させやすいだけでなく，挿管前の段階で口腔環境になんらかの問題を抱えていることも少なくありません．患者の口腔環境を改善させるためには，入院時から口腔環境を評価し，口腔ケアの方法やケアの効果を判断することが必要です．

② 共通した認識で評価

　また，ケアを行う医療者個々の主観で評価を行うと，経時的な変化をとらえにくくなります．医療スタッフが共通した認識で評価を行えるよう，スケールやアセスメントシートなどを用いるとよいでしょう（**表1**）．

　口腔ケアによって起こる合併症のリスク因子として，麻痺，嚥下機能，出血傾向も評価して，口腔ケア用品や方法を検討しましょう．

引用・参考文献

1) Institute for Healthcare Improvement；5 MILLION LIVES CAMPAIGN AN INITIATIVE OF THE INSTITUTE FOR HEALTHCARE IMPROVEMENT. 2006.
http://www.ihi.org/about/Documents/5MillionLivesCampaignCaseStatement.pdf（2015年10月閲覧）

2) 渡邊裕ほか：気管挿管患者の口腔ケア. 老年歯科医学，20(4)：362-369，2006.

3) 岸本裕充：急性期病院における口腔管理. 兵庫医科大学医学会雑誌，37(1)：43-50，2012.

4) Hanne K, et al.：Oral status and the need for oral health care among patients hospitalised with acute medical conditions. J Clin Nurs, 21(19-20)：2851-2859, 2012.

表2　口腔ケア方法の例

(1) 体位を整える	・30度以上のヘッドアップが無難[6]. 可能であれば，側臥位や頸部前屈，顔を横に向けるなどの誤嚥予防の体位をとる.
(2) 気管チューブの固定位置，カフ圧を確認する	・カフ圧は適正圧になっていることを確認する.
(3) 口唇の保湿	・ケア時の口唇の損傷予防のため，保湿ジェルなどで口唇を湿潤させる.
(4) 視野の確保	・チューブ固定は，アンカーファストなどを使用すると，視野の確保，ケアをしやすい. ・必要に応じてチューブ固定を除去する（チューブ固定の除去には，チューブのずれや抜去に十分注意する） ・プラスチック製口角鉤（アングルワイダー）を使用すると視野を確保しやすくなる.
(5) 口腔の観察，評価	・**表1**を参照.
(6) 口腔粘膜の保湿，清拭	・口腔全体を，水，洗口液，保湿ジェルで湿潤させる. 口腔の大きな汚れを掻き出す.
(7) ブラッシング	・歯ブラシでブラッシングを行う. 歯や粘膜だけでなく，気管チューブやバイトブロックの汚染もとる. ・出血傾向のある際は，粘膜を傷つけないよう十分注意する. ・最後にスポンジブラシで口腔を清拭する. スポンジに洗口液や水をつけ，絞ったのちに口腔全体を清掃する. 汚染したブラシは濯ぎ用の水で洗浄する. これを数回位繰り返す.
(8) 洗浄・吸引	・カフ圧を再度確認後，口腔の洗浄を行いながら吸引を行う. 洗浄液は水道水や希釈したポビドンヨード水が使用されるが，30％グリセロール添加20倍希釈ポビドンヨード液を使用すると，口腔細菌を効率よく減少させるとともに，その効果を持続させたとの報告もある[7]. ・洗浄が困難または，誤嚥のリスクが高い場合は，口腔ケア用ウェットティッシュなどで十分に清拭を行う.
(9) 観察・評価・保湿	①口腔の状態を評価し，口腔粘膜全体に保湿ジェルなどを塗布し保湿を行う. ②呼吸状態，気管チューブの固定，カフ圧を確認する.

注意：チューブ抜去や誤嚥予防のため，可能な限り2名以上で行う. スタンダードプリコーションを徹底する.

口腔ケアの方法とポイント

　口内細菌の多くは，歯垢や舌苔として，歯や舌背を中心に口腔全体に付着しています. 歯垢はバイオフィルムの性質を持ちます. バイオフィルムは抗菌性薬剤に抵抗性を示し，薬剤効果を低下させます. そのため，口腔ケアを行う際は，物理的にバイオフィルムを破壊するブラッシングが重要となります. そして，破壊したバイオフィルムから散乱した菌を口腔外に出すため，ブラッシング後の洗浄や吸引，清拭が重要になります.

　ブラッシング，洗浄吸引，清拭に加え，口腔環境を改善させるためには，粘膜の保湿が大きなポイントになります. 実際の方法例を**表2**に示します.

　なお口腔ケアの回数に関して明確な報告はありませんが，ケアの間隔は6時間でも十分である可能性があるとした報告[8]があります. 施設背景やマンパワー，患者の口腔状況に合わせて回数を検討しましょう.

(髙橋健二)

5) da Cruz MK, et al.：Clinical assessment of the oral cavity of patients hospitalized in an intensive care unit of an emergency hospital. Rev Bras Ter Intensiva, 26(4)：379-383, 2014.

6) 岸本裕充：口腔ケアの実際. 看護学雑誌，74(9)：6-15, 2010.

7) 門田耕一ほか：気管挿管患者の口腔ケアにおけるグリセロールを含む希釈イソジン液の殺菌効果と持続時間の延長. 日本看護研究学会雑誌，34(4)：1-9, 2011.

8) 釜屋洋子ほか：高齢者の口腔ケアに関する細菌学的検討. ヘルスサイエンス研究，18(1)：49-54, 2014.

9) 岸本裕充：ICUで経口気管挿管中の患者に対する口腔ケア. 人工呼吸，32(1)：37-43, 2015.

10) 岸本裕充：【ICUルーチン】第1章 ICUにおけるケア 口腔のケア ケアの要は「歯垢の除去」だけでなく「汚染物の回収」. Intensivist, 6(2)：171-179, 2014.

11) 塚本敦美ほか：第2章-1ケア場面別の対応 経口気管挿管中. 入院患者に対するオーラルマネジメント. 財団法人8020推進財団，p.42-54, 2008.

12) Andersson P, et al.：Inter-rater reliability of an oral assessment guide for elderly patients residing in a rehabilitation ward. Spec Care Dentist, 22(5)：181-186, 2002.

13) 岸本裕充ほか：第1章-2 口腔のアセスメントおよびケア方法概論(1)口腔のアセスメント. 入院患者に対するオーラルマネジメント. 財団法人8020推進財団，p.8-17, 2008.

人工呼吸ケアで必ずおさえたい「今はこうする」がわかっている ⑤鎮痛・鎮静

これで合格点！ポイント

- ☑ 疼痛管理を行い，浅い鎮静状態を維持している
- ☑ 適切なスケールで定期的に評価を行っている
- ☑ 患者の訴えに耳を傾け，医療者側の思い込みをなくすことができている

2014年，日本集中治療医学会より，「日本版・集中治療における成人重症患者に対する痛み・不穏・せん妄管理のための臨床ガイドライン（J-PADガイドライン）」が発行されました．J-PADガイドラインの目的は，重症患者管理に携わる日本のすべての医療者が，患者の痛み，不穏，せん妄をより総合的に管理できるように支援することです．本稿では，J-PADガイドラインに基づいて，鎮静，鎮痛について解説します．

疼痛コントロールと浅い鎮静状態

1 人工呼吸管理は非日常的な状態

ICUに入室している患者は，疾患や手術など痛みのほかに，気管チューブやドレーン・カテーテルの挿入など，安静時においても日常的に「痛み」を感じています．

Van de Leurらは，ICUで人工呼吸を受けた患者を対象に，ICU退室後患者がICUで苦痛として感じたことを調査したところ，最も多かった答えは気管チューブに対するものでした．気管チューブに関連したストレスフルな体験が，恐怖や睡眠障害と関連しているといわれています．

ICUに入室している患者には，常になんらかの痛みが存在しており，医療者はその痛みを知り，薬物的，非薬物的な介入をする必要があります．

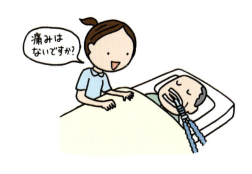

図1 VAS：視覚的アナログ評価尺度

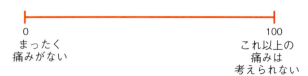

「0」を「まったく痛みはない」状態，「100」を「これ以上の痛みは考えられない（または最悪の痛み）」状態として，現在の痛みが10cmの直線上のどの位置にあるかを示す方法．
※本図は10cmにはなっていない．

図2 NRS：数値評価尺度

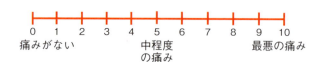

痛みを0から10の11段階に分け，痛みがまったくないものを0，考えられるなかで最悪の痛みを10として，痛みの点数を問うもの．

2 人工呼吸管理中だから眠らせるわけではない

患者が暴れているとき，原因が痛みである場合も少なくありません．「患者が暴れているからとにかく眠らせておこう」で鎮静薬を投与しても，鎮静薬は鎮痛効果がないため，暴れている原因を取り除けないこともあります．

また，人工呼吸管理中であるため痛みが訴えられないだけかもしれません．単に「人工呼吸管理中なので」という理由で患者を持続的に深い鎮静状態で維持することは，結果的に患者の回復を遅延させることになります．したがって，人工呼吸管理中であるという理由のみで患者を眠らせるのはやめましょう．

スケールによる痛みの評価

1 痛みの評価

痛みは主観的なものであるため，医療従事者が客観的に評価することは困難です．評価ツールを使用することによって誰もが同じ視点で評価することができます．

患者が自己申告できる場合は，VAS，NRS，患者が自己申告できない場合はBPS，CPOTなどを使用します．

1) VAS：視覚的アナログ評価尺度

10cmの直線スケールの左端に「まったく痛みがない」，右端に「これ以上の痛みは考えられない，または最悪の痛み」と記入し，患者に今の痛みはどこに位置するのかを示してもらいます（図1）．

視覚障害がある，痛みを線上で表現していることを理解できないほど理解力が低下している患者には適していません．

患者が利用方法を理解して回答するためには，十分なオリエンテーションや評価時の支援が必要になります．また，「最悪の痛み」がどの程度であるのかの決定があいまいになりやすいため，2回目以降の測定で痛みが増強した場合に，スケールアウトする可能性があります．

2) NRS：数値評価尺度

0「痛みがない」から10「最悪の痛み」の11段階のうち，現在の痛みがどの数字に相当するかを口頭で選択してもらいます（図2）．VASに比べてNRSのほうが

表1 BPS

項目	説明	スコア
顔の表情	穏やかな	1
	一部硬い（たとえば，眉が下がっている）	2
	全く硬い（たとえば，まぶたを閉じている）	3
	しかめ面	4
上肢の動き	全く動かない	1
	一部曲げている	2
	指を曲げて完全に曲げている	3
	ずっと引っ込めている	4
人工呼吸器との同調性	同調している	1
	時に咳嗽，大部分は呼吸器に同調している	2
	呼吸器とファイティング	3
	呼吸器の調整がきかない	4

文献1）より引用

表2　CPOT

指標	状態	説明	点
表情	筋の緊張がまったくない	リラックスした状態	0
	しかめる・眉が下がる・眼球の固定，まぶたや口角の筋肉が萎縮する	緊張状態	1
	上記の顔の動きと眼をぎゅっとするに加え固く閉じる	顔をゆがめている状態	2
身体運動	まったく動かない（必ずしも無痛を意味していない）	動きの欠如	0
	緩慢かつ慎重な運動．疼痛部分を触ったりさすったりする動作・体動時注意をはらう	保護	1
	チューブを引っぱる・起き上がろうとする・手足を動かす/ばたつく・指示に従わない・医療スタッフをたたく・ベッドから出ようとする	落ち着かない状態	2
筋緊張（上肢の他運動的屈曲と伸展による評価）	他運動に対する抵抗がない	リラックスした状態	0
	他運動に対する抵抗がある	緊張状態・硬直状態	1
	他運動に対する強い抵抗があり最後まで行うことができない	極度の緊張状態あるいは硬直状態	2
人工呼吸器の順応性（挿管患者）または発声（抜管された患者）	アラームの作動がなく，人工呼吸器と同調した状態	人工呼吸器または運動に許容している	0
	アラームが自然に止まる	咳き込むが許容している	1
	非同調性：人工呼吸の妨げ，頻回にアラームが作動する	人工呼吸器に抵抗している	2
	ふつうの調子で話すか，無音	ふつうの声で話すか，無音	0
	ため息・うめき声	ため息・うめき声	1
	泣き叫ぶ・すすり泣く	泣き叫ぶ・すすり泣く	2

Gélinas C, et al.：Validation of the critical-care pain observation tool in adult patients. Am J Crit Care, 15（4）：420-427, 2006. より翻訳して引用

簡便で患者の理解が得られやすいため，ICUの痛みスケールとしてNRSが適しているとされています．

3) BPS

「顔の表情」「上肢の動き」「人工呼吸器との同調性」の3つの項目で評価します（表1）．それぞれ1～4点にスコア化されており，合計点で評価されます．合計点数が大きいほど痛みが強いことになります．

呼吸器の同調性の評価の「時に咳嗽，大部分は呼吸器に同調している」という部分をどのように評価するのか，むずかしいところもあります．

4) CPOT

「表情」「身体運動」「筋緊張」「人工呼吸器の順応性または発声（抜管患者の場合）」の4項目で評価します．それぞれ0～2点にスコア化されており合計点で判断します．BPSと同様,合計点数が大きいほど痛みが強いことになります（表2）．

BPSもCPOTも，運動を評価するので運動ができない場合は使用できません．

> **BPS**
> behavioral pain scale，鎮痛スケール．「顔の表情」「上肢の動き」「人工呼吸器との同調性」で3つの項目で評価し，合計点数が大きいほど痛みが強いことになる．
>
> **CPOT**
> critical care pain observation tool，「表情」「身体運動」「筋緊張」「人工呼吸器の順応性または発声（抜管患者の場合）」の4項目で評価し，合計点数が大きいほど痛みが強いことになる．

―人工呼吸ケアで必ずおさえたい「今はこうする」がわかっている⑤鎮痛・鎮静―

表3 RASS

スコア	用語	説明	
+4	好戦的な	明らかに好戦的な，暴力的な，スタッフに対する差し迫った危険	
+3	非常に興奮した	チューブ類またはカテーテル類を自己抜去；攻撃的な	
+2	興奮した	頻繁な非意図的な運動，人工呼吸器ファイティング	
+1	落ち着きのない	不安で絶えずそわそわしている，しかし動きは攻撃的でも活発でもない	
0	意識清明な　落ち着いている		
−1	傾眠状態	完全に清明ではないが，呼びかけに10秒以上の開眼およびアイ・コンタクトで応答する	呼びかけ刺激
−2	軽い鎮静状態	呼びかけに10秒未満のアイ・コンタクトで応答	呼びかけ刺激
−3	中等度鎮静状態	呼びかけに動きまたは開眼で応答するが，アイ・コンタクトなし	呼びかけ刺激
−4	深い鎮静状態	呼びかけに無反応，しかし，身体刺激で動きまたは開眼	身体刺激
−5	昏睡	呼びかけにも身体刺激にも無反応	身体刺激

Sessler CN, et al：The Richmond Agitaion-Sedation scale：validity and reliability in adult intensive care unit patients. Am J Respir Crit Care Med, 166 (10)：1338-1344, 2002. より引用

表4 SAS

スコア	状態	説明
7	危険なほど興奮	気管チューブやカテーテルを引っぱる．ベッド柵を越える．医療者に暴力的．ベッドの端から端まで転げ回る．
6	非常に興奮	頻繁の注意にもかかわらず静まらない．身体抑制が必要．気管チューブを噛む．
5	興奮	不安または軽度興奮．起き上がろうとするが，注意をすれば落ち着く．
4	平静で協力的	平静で覚醒しており，または容易に覚醒し指示に従う．
3	鎮静状態	自然覚醒は困難．声かけや軽い揺さぶりで覚醒するが，放置すれば再び眠る．簡単な指示に従う．
2	過度に鎮静	意思疎通はなく指示に従わない．自発的動きが認められることがある．目覚めていないが，移動してもよい．
1	覚醒不能	強い刺激にわずかに反応する，もしくは反応がない．意思疎通はなく指示に従わない．

2 痛みへの介入

NRS＞3のとき，VAS＞3のとき，BPS＞5のとき，CPOT＞2のときは，痛みへ介入します．

患者が痛みがあると表現したときから痛みは存在しているのであって，スコアが介入基準に満たないからといって痛みへの介入が不要なわけではありません．スコアの点数が低くても，経時的な観察の結果徐々に上がっているのなら，原因検索を含めたなんらかの介入が必要です．

> **NRS**
> numerical rating scale，数値評価尺度．0「痛みがない」から10「最悪の痛み」の11段階のうち，現在の痛みがどの数字に相当するかを口頭で選択してもらう．

3 痛みを評価するタイミング

J-PADガイドラインの中のPADケアバンドルに「評価は各勤務ごとに4回以上＋随時」と記載されています．ただ定期的に評価するのではなく，痛みを伴う処置の前後や，患者の状態の変化に応じて評価します．また，鎮痛薬を使用した後も痛みの変化をアセスメントする必要があります．

スケールによる鎮静の評価

J-PADガイドラインでは，「RASSとSASが成人患者の鎮静深度および鎮静の質を評価するうえで，最も有用である」と述べています．

使いやすいスケールは，せん妄評価ツールCAM-ICUに追従しているRASSではないかと思います（**表3, 4**）．RASSはあらゆる患者や状況で検証されていることも，使いやすい理由の1つになります．

J-PADガイドラインでの目標鎮静深度は，RASS＝−2〜0，SAS＝3〜4とされています．

医療者側の思い込みをなくす

人工呼吸器管理の鎮静は，「重症患者をうまく眠らせるか」ではなく，「重症患者の痛みをコントロールし不要な鎮静は避ける」でなければなりません．

大切なのは，医療者側の思い込みではなく，患者自身が発するさまざまなサインです．それを知るためには，患者を注意深く観察し，またコミュニケーションが可能ならば，サインを表出させるためのコンタクトをとり，痛みや不安をきめ細かくアセスメントする必要があります．

（森田真理子）

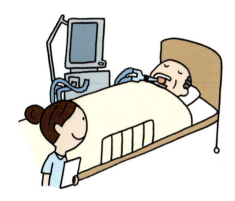

PAD
pain, agitation, delirium，痛み，不穏，せん妄

RASS
Richmond agitation-sedation scale，リッチモンド興奮・鎮静スケール

SAS
sedation-agitation scale，興奮・鎮静スケール

VAS
visual analogue scale，視覚的アナログ評価尺度．10cmの直線スケールの左端に「痛くない」，右端に「最も痛い」と記入し，患者に今の痛みはどこに位置するのかを示してもらう．

引用・参考文献

1) 日本集中治療医学会J-PADガイドライン作成委員会：日本版・集中治療における成人重症患者に対する痛み・不穏・せん妄管理のための臨床ガイドライン．日本集中治療医学会雑誌，21(5)：539-579，2014．
2) van de Leur JP, et al.：Discomfort and factual recollection in intensive care unit patients. Crit Care, 8(6)：R467-R473, 2004.
3) Payen JF, et al.：Assessing pain in critically ill sedated patients by using a behavioral pain scale. Crit Care Med, 29(12)：2258-2263, 2001.
4) Gélinas C, et al.：Pain assessment in the critically ill ventilated adult：validation of the Critical-Care Pain Observation Tool and physiologic indicators. Clin J Pain, 23(6)：497-505, 2007.
5) 布宮伸編：重症患者の痛み・不穏・せん妄　実際どうする？−使えるエビデンスと現場からのアドバイス．羊土社，p.10-72，2015．

11 早期離床

早期離床の考え方と最新の方法がわかる

これで合格点！ポイント

- ☑ 早期離床の意義を理解している
- ☑ 人工呼吸器装着患者の早期離床のリスクを知っている
- ☑ 人工呼吸器装着患者の離床方法を心得ている

近年，早期離床が人工呼吸器離脱までの期間を短縮するエビデンスも明らかにされ，せん妄発生率や人工呼吸器装着時間が減少するとともに，日常生活機能が早く回復することも複数の研究で示されています[1]．また，人工呼吸器装着患者の離脱プロトコルであるABCDEバンドル（**表1**）でも早期離床が唱われています．

早期離床の意義

臥床している患者と，離床した患者の違いを考えてみましょう．

安静時呼吸の80％を担っているのは横隔膜です．臥床時には横隔膜が下がりにくいため，吸気時に肺胞が十分に広がらず，ガス交換を行う範囲が狭くなります．これにより，肺の換気量が低下してしまいます．

FRC（機能的残気量）を考えると（**図1**），立位では仰臥位と比較し，20％あまり高いことがわかります．FRCは肺胞の虚脱を防ぎ，ガス交換に関与しています．坐位や立位では背側の肺が膨らみやすくなりFRCが増加します．また，安静臥床では，**図2**に示すような影響が考えられます．

表1　ABCDEバンドル

A	毎日の鎮静覚醒トライアル
B	毎日の人工呼吸離脱トライアル（自発呼吸トライアル：SBT）
C	AとBの調整および鎮静薬の選択
D	せん妄管理
E	早期離床，早期リハビリのプログラム

ABCDEバンドル
「毎日の鎮静覚醒トライアル」「自発呼吸トライアル」「せん妄の適切な評価」「早期離床」で構成されている．医原性リスク低減戦略対策を組み合わせたケアバンドル．

FRC
functional residual capacity，機能的残気量．ふだんの呼吸で呼気の後に肺胞に残っている空気の量．FRCが少ないと肺胞がつぶれすぎてしまい，次の吸気時に膨らみにくくなるため，呼吸努力が増大する．

図1 FRCの変化

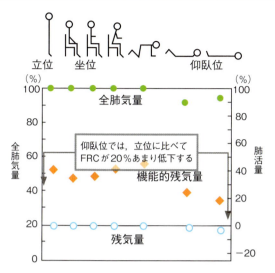

Agostoni E, et al.: Statics of the respiratory system. American Physiological Society: Handbook of Physiology. Fenn WO ed, sect3, vol.11, Chapter13, p.387-409, Lippincott Williams & Wilkins, 1964. より引用，一部改変

図2 安静臥床による影響

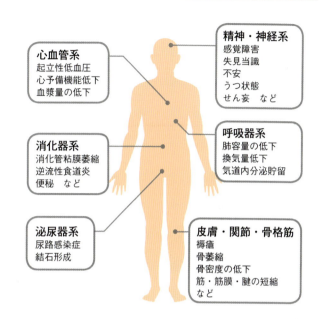

早期離床の看護とリスク

　早期離床への介入方法は，端坐位や立位以外にも，関節可動域(ROM)訓練やストレッチなどのモビライゼーションがあります．医師の指示に従い，患者の安静度や全身状態に合わせて，理学療法士や作業療法士など多職種で協働することが大切です．患者への説明はもちろんですが，目標を共有し労いの言葉をかけながら段階的に進めましょう．

　離床への介入の過程でなんらかのトラブルが生じ患者が急変してしまっては，せっかくの離床の機会も台無しになってしまいます．人工呼吸器装着患者の早期離床を行うとき，とくに注意が必要なリスクについて確認しましょう．

1 循環・呼吸の変調

　坐位や立位では，起立性低血圧などの循環変動や不整脈のリスクがあります．呼吸仕事量の増加により，呼吸困難やSpO_2の低下を生じることもあります．

2 チューブ類の予定外抜去

　人工呼吸器装着中の患者にとって，気管チューブやマスクは命綱です．唾液や分泌物によるテープや固定具の粘着性の低下は，咳嗽などにより位置がずれやすくなり，予定外抜去のリスクがあります．

　せん妄などによりチューブやルートがあることの理解が得られない患者は，抑制具を外した際，口元に手が届き気管チューブに触れてしまうことがあります．

SBT
spontaneous breathing trials，自発呼吸トライアル．一定の条件を満たした患者に，人工呼吸器からのサポートを最低限/まったくなくして，自発呼吸できるかどうか確認するテスト．

ROM
range of motion，関節可動域訓練．関節可動域を維持・拡大するための訓練．

モビライゼーション
四肢の運動や身体活動(寝返り，坐位，立位，歩行など)としての離床と運動療法．

図3 人工呼吸装着患者の離床フローチャート

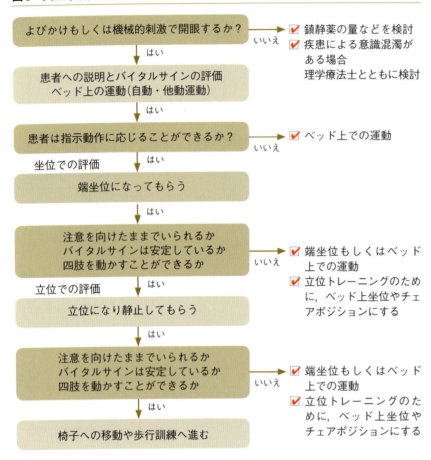

文献2)より引用，一部改変

表2 離床基準の一例

食道がん術後患者の 循環動態に関する離床基準	
心拍数	安静時：50〜120回/分， 離床時：≦140回/分
収縮期血圧	安静時：80〜200mmHg， 臥床時からの血圧変動： ≦40mmHg
拡張期血圧	≦120mmHg
SpO_2	≧90%

1つでも逸脱した場合，主治医と離床を検討する
順天堂大学医学部附属順天堂医院ICUで使用している食道がん術後患者の離床基準．

図4 気管チューブの支え方

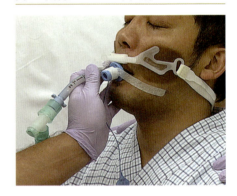

3 転倒・転落

　人工呼吸器装着患者は，場合により鎮静薬や鎮痛薬を使用しているため，薬剤の影響から脱力，意識の混濁，集中力の低下を認めることがあります．さらに，筋力や平衡感覚の低下，エアマットの使用により座面が不安定になりやすいことから，患者自身で体幹を保持しバランスをとることがむずかしくなります．

　また，気管チューブや点滴ルートなど，動作を妨げる挿入物や医療機器に囲まれており，転倒・転落のリスクが高くなります．

人工呼吸器装着患者の離床方法と心得

1 離床が可能か評価

　人工呼吸器装着患者の早期離床のリスクを念頭に，安全な離床の看護を提供するためには，どのように離床を進めるとよいでしょうか．

図5　役割を明確にしておく

お互いの役割を明確にしておく

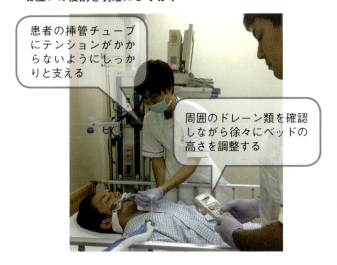

- 患者の挿管チューブにテンションがかからないようにしっかりと支える
- 周囲のドレーン類を確認しながら徐々にベッドの高さを調整する

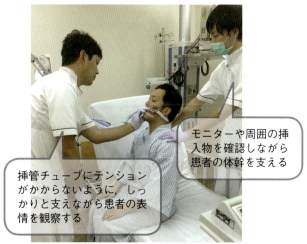

- 挿管チューブにテンションがかからないように，しっかりと支えながら患者の表情を観察する
- モニターや周囲の挿入物を確認しながら患者の体幹を支える

まずは，患者の確認です．バイタルサインはもちろん，病態や循環動態により離床が可能か評価します．図3，表2のように，フローチャートや離床基準などを参考にするとよいでしょう．

よびかけに10秒程度のアイコンタクトが可能であり，安全を守るための指示動作に応じることが必要です．人工呼吸器の設定は，$F_IO_2 ≤ 0.8$，PEEP ≦ 12cmH$_2$Oであれば可能と判断されますが[2]，全身状態により個人差があるため，医師の指示を確認しましょう．

関節の拘縮などがある場合には無理に進めず，理学療法士と相談しROMやストレッチなどを計画しましょう．また，面会時に合わせて離床を進めると，患者自身の意欲へもつながります．

2 環境の整備

次に，周囲の確認です．まずはマンパワーを確保し，段取りの確認をします．リーダーシップをとるスタッフを決めておくことも大切です．

患者の気管チューブやドレーン類にテンションがかかり外れてしまわないように，人工呼吸器やベッドの位置，気管チューブと蛇管の長さなどを確認します．そして気管チューブをしっかりと支えます（図4）．また目視で患者と周囲を観察できる範囲を把握し，患者が離床するときの動線をイメージしておきましょう．

ベッドの高さや角度を調整するときには，気管チューブを確認するスタッフと，ベッドコントローラーを操作し周囲を確認するスタッフなど，図5のように役割を明確にして声を掛け合い安全に注意しながら進めます．また，吸引時に必要となる物品やモニターの位置も確認しておきましょう．

（入山亜希）

F$_I$O$_2$
fraction of inspired oxygen，吸入気酸素濃度

PEEP
positive end-expiratory pressure，呼気終末陽圧

引用・参考文献

1) Schweickert WD, et al.：Early physical and occupational therapy in mechanically ventilated, critically ill patients: a randomised controlled trial. Lancet, 373(9678)：1874-1882, 2009.
2) Engel HJ, et al.：ICU early mobilization: from recommendation to implementation at three medical centers. Crit Care Med, 41(9 Suppl 1)：S69-S80, 2013.
3) 道又元裕編著：人工呼吸ケア「なぜ・何」大百科．照林社，p.154-156，2005.
4) 道又元裕監修：ここまでやれば人工呼吸管理の合格点．月刊ナーシング，35(1)：6-120，2015.
5) 一般社団法人日本クリティカルケア看護学会：人工呼吸器離脱のための標準テキスト．学研メディカル秀潤社，2015.
6) 尾野敏明：決定版！コメディカルのための人工呼吸管理マイブック．呼吸器ケア，2008夏季増刊，2008.

12 ウィーニング

ウィーニングをどう進めればいいかがわかる

これで**合格点！**ポイント

- ☑ ウィーニングとは何かがわかっている
- ☑ ウィーニングをどのように進めればよいか知っている
- ☑ ウィーニングを進める際の，根拠や注意点を理解している

ウィーニングとは

ウィーニング（離脱）とは，もともとは「離乳させる」ことを意味します．それは，人工呼吸管理中の患者においては，すこしずつ呼吸器に頼らず自身で安定した呼吸ができるようになる過程のことをさします．

もし人工呼吸器装着期間が長引けば，気道損傷や人工呼吸器関連肺炎（VAP），人工呼吸器関連肺傷害（VILI）などの合併症のリスクを高めます．そのため，早期に人工呼吸器からの離脱が望まれます．その際，ウィーニングは標準化された手順をもとに進めることができるとよいです．

ウィーニングを進める際の根拠や注意点

ウィーニングの流れを**図1**に示しました．

1 鎮静の評価

ウィーニング開始にあたって，過鎮静下では，自発呼吸トライアル（SBT）はうまくいきません．人工呼吸器から離脱が可能かを評価する前に，鎮静薬の投与量や鎮静レベルについて検討します．

鎮静薬は，1日1回中断し，鎮静の必要性を評価（DIS）します．その際，良好

VAP
ventilator associated pneumonia，人工呼吸器関連肺炎

VILI
ventilator induced lung injury，人工呼吸器関連肺傷害

SBT
spontaneous breathing trial，自発呼吸トライアル

DIS
daily interruption of sedatives，鎮静必要性の評価

な覚醒の維持や従命動作，深呼吸が可能かなど確認をします．

　なお，鎮静薬は中止しても，鎮痛薬は継続し，気管チューブによる苦痛を最小限にします．

② ウィーニングの開始基準チェックリスト

　ウィーニング開始は，人工呼吸器から離脱可能な患者を適切にとらえることが重要です．

　人工呼吸管理中の患者に対し，「ウィーニングの開始基準チェックリスト」（**図1 ②**）を用いて評価します．その際，呼吸負荷や心負荷などの「ウィーニングを妨げる要因」（**図1 ②**）を理解したうえで，ウィーニングを進めることも大切です．

　チェックリスト内の表現が「電解質異常がない」「栄養状態が改善しつつある」など基準値を明示しておりません．あまり局局的な数字を提示してしまうと，「これでは抜管はできない」などと判断してしまうからです．これでは，抜管すべき患者が抜管できない可能性も出てくるため，現場での判断を優先にして，実践につなげてください．

③ SBT

　患者にとって，人工呼吸期間が延長することで，さまざまな合併症をまねきやすくなります．そのため，抜管できそうならば早めに実施しましょう．

　臨床では，客観的データ上改善傾向を示し，自覚症状も改善しているにもかかわらず，医師から「今日の抜管はやめておこうか．とりあえず，明日の様子をみてからね」という発言を耳にすることはありませんか．しかし，過去の文献では，初回SBTの成功率はおよそ80％，離脱成功率も70％弱と，決して低くないデータがあります[8]．つまり，人工呼吸の必要な状態から，少しでも脱したと判断したならば，離脱を検討すべきであると考えることができます．

　一方で，抜管を急いで再挿管に至った場合は，人工呼吸期間の延長や，ICU滞在日数・在院日数の延長につながり，院内死亡率も上昇するといったデータもあります[12]．

　以上のことから，抜管後については，抜管直後から窒息や心停止などさまざまな症状を呈する可能性があるため，客観的な指標をもとにしながら，適切なタイミングの見極めが大切となります．

1) SBTの方法と時間

　鎮静薬が投与されていないこと，または浅い鎮静レベル（RASSの範囲：0〜−2）であること（p.48・**表3**），身体状態の安定を確認した後，SBTを開始します．

　SBTの方法には，Tピース法と，CPAP（持続的気道陽圧）法があります．この両者において，気管チューブ抜去後の環境に耐えうるかを観察し，ウィーニングが可能かを見極めます．Tピース法とCPAP法の離脱成績は同等である[6]といわれていますが，実際には施設ごとの判断にゆだねられます．

　SBTの実施時間は，「VAPバンドル2010改訂版」[9]において，離脱開始後5分

Tピース法
人工呼吸器を外してTピース回路下の自発呼吸とし，気管チューブ抜去後の環境に耐えられるか否かを観察することによりウィーニングの可否を決定する．

CPAP法
自発呼吸にPEEPを加えただけのモードで，人工呼吸器は換気補助は行わず，換気はすべて自発呼吸となる．持続的気道陽圧法．

RSBI
rapid shallow breathing index，浅速換気指数．呼吸数を一回換気量（L）で割った変数．浅速呼吸では値が上がる．一般的には，RSBI＞100の場合，呼吸仕事量の増大の可能性がある．

カフリークテスト
気管チューブのカフエアを注入した状態の一回換気量（V_{T1}）とカフエアを脱気した際の一回換気量（V_{T2}）を測定し，「$V_{T1}−V_{T2}$」を算出し，上気道の狭窄がないかを予測する検査方法．上気道狭窄が存在する場合には，この値が小さくなる．

図1 ウィーニングの流れの一例

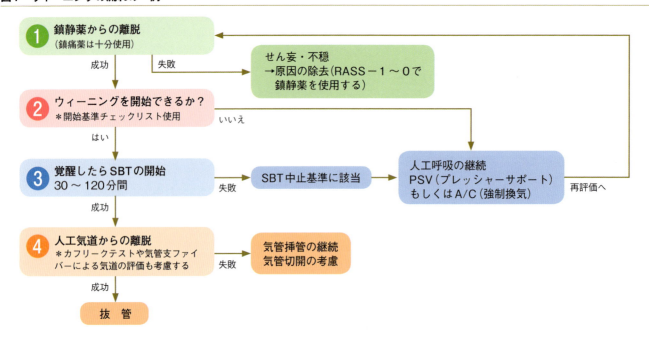

❷ ウィーニングを開始できるか？

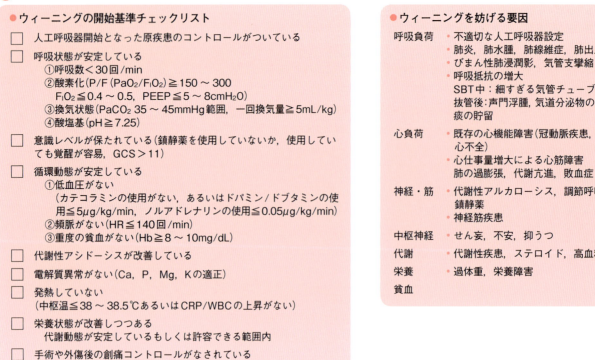

❸ 覚醒したらSBTの開始

● SBTの方法

□ Tピース法：
一時的に人工呼吸器から外しT字回路を接続（O_2投与）する

□ CPAP法（CPAPモード，PS，PEEP設定）：
人工呼吸器を装着したままで行う.
自発呼吸にPEEP（呼気終末陽圧）を加えたモード. 無呼吸時，バックアップサポート設定で換気を保障する

➡ ・患者が30～120分を状態悪化なく実施できるか？
・呼吸補助筋を使用していないか？

● SBT中の観察ポイント

1）患者モニタ
　　心電図モニタ　　　　　　　SpO_2
　　E_TCO_2　　　　　　　　動脈圧波形（実測血圧）

2）グラフィックモニタ
　　換気量　　　　　　　　　　呼吸パターン
　　呼吸流速の波形（気道抵抗やコンプライアンスの変化）

3）身体所見
　　バイタルサイン　　　　　　呼吸困難感などの自覚症状
　　呼吸補助筋の使用　　　　　努力呼吸の有無
　　不穏，混乱，意識レベル低下　咳嗽反射
　　動脈血液ガスデータ　　　　P/F

❹ 人工気道からの離脱

● SBT成功の基準

□ 呼吸回数＜35回/min

□ 開始前と比べて明らかな低下がない（たとえば，SpO_2≧94%，PaO_2≧70mmHg）

□ 心拍数＜140回/min，新たな不整脈や心筋虚血の徴候を認めない

□ 過度の血圧上昇を認めない（以下，呼吸促迫の徴候を認めない（SBT前の状態と比較））

□ 呼吸補助筋の過剰な使用を認めない

□ シーソー呼吸（奇異呼吸）を認めない

□ 冷汗を認めない

□ 重度の呼吸困難感，不安感，不穏状態を認めない

● SBT中止基準

□ 呼吸回数≧35回/min

□ SpO_2＜90%

□ 心拍数＞140回/min，もしくは通常の20%以上の上昇

□ 収縮期血圧180mmHg以上，もしくは90mmHg以下

□ 不穏，不安

□ 発汗

□ 呼吸仕事量の増加（呼吸補助筋の使用，内肋間筋の収縮，奇異呼吸，鼻翼呼吸など）

□ $PaCO_2$がSBT前より10mmHg以上上昇

● 抜管に失敗する気道因子

・喉頭浮腫

・肉芽

・声帯麻痺

・舌根沈下　など

● 上気道狭窄・閉塞のリスク因子

・48時間以上の気管挿管

・大口径の気管チューブ位置

・挿管困難の既往など

文献2, 3, 4, 10) を参考に作成

間で頻呼吸などの呼吸負荷による変化に注意し，その後は，30～120分の観察を推奨すると述べられています.

2）観察ポイント

　SBT施行中は，「SBT中の観察ポイント」を参考に観察します. 自発呼吸のみの換気となるため，とくに呼吸筋疲労を生じやすいです.

　補助換気中とSBT中の患者の呼吸状態を比較し，楽なのか苦痛なのかを判断します（自覚症状や呼吸補助筋使用の有無，RSBIの変化）. また，陽圧換気の減少から胸腔圧の低下による血圧変動などがあり，循環動態への影響も及ぼすため，「SBT中止基準」も併せて評価します.

4 人工気道の抜去

　SBTの成功は，患者が自立した呼吸をすることができ，人工気道が除去されることにあります. 喉頭浮腫や声帯麻痺などの因子や，上気道狭窄・閉塞など

のリスク因子など，さまざまな要因によって再挿管に至ります．

そして，人工気道抜去直後から10分以内に，窒息や心停止になる場合や，1～2時間かけて徐々に呼吸困難が出現する場合があります．そのため，人工気道抜去前には，呼吸状態（呼吸数・SpO_2・呼吸様式・呼吸音・呼吸困難感・動脈血液ガスなど）以外に，気道狭窄の可能性を考え，気道の評価も十分に行う必要があります．

気道の評価では，カフリークテストや気管支ファイバーによる気道の評価も考慮します．また，循環動態（心拍数・血圧など）の評価も重要です．

*

ウィーニングでは，医療スタッフによる患者の身体状況の適切な評価はもちろんのこと，標準化されたウィーニングの手順の理解とその実践が求められます．

（中本有史）

| Column |

ウィーニングの実際

ウィーニング実践にあたっては，医師や看護師，PTなど医療チームで確認し合いながら行うことが大切です．たとえば，施設ごとにウィーニングプロトコルのようなツールを作成することによって，他職種との連携もはかりやすくなり，医療やケアの質を高めることにつながります．

臨床を思い浮かべると，看護師は，ウィーニングが上手く進んでいるのかどうかを，視診・聴診などの身体所見や自覚症状を聴きながら観察していると思います．観察している看護師が，患者から得られた臨床症状を医師などに伝える際，本当にウィーニングが成功するのか，客観的なデータをもとに議論していくことが求められるでしょう．

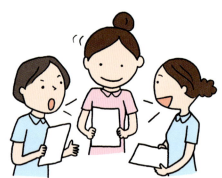

引用・参考文献

1) 日本集中治療医学会,日本呼吸療法医学会,日本クリティカルケア看護学会：人工呼吸器離脱プロトコル．http://www.jsisicm.org/pdf/kokyuki_ridatsu1503a.pdf（2015年11月閲覧）
2) 道又元裕ほか：ウィーニングについての基準をどうとらえるか．特集1 人工呼吸器管理のなぜ？がわかる．月刊ナーシング，34(1)：35-39，2014．
3) 露木菜緒：患者マネジメント ウィーニング．初めての人が達人になれる 使いこなし人工呼吸器．南江堂，p.125-128，2014．
4) 道又元裕監：はじめてでも 使いこなせる すぐ動ける 人工呼吸器デビュー．学研メディカル秀潤社，p.161-164，2014．
5) Kress JP, et al.：Daily interruption of sedative infusions in critically ill patients undergoing mechanical ventilation. N Engl J Med, 342(20):1471-1477, 2000.
6) Esteban A, et al.：Extubation outcome after spontaneous breathing trials with T-tube or pressure support ventilation. The Spanish Lung Failure Collaborative Group. Am J Respir Crit Care Med, 156(2Pt1)：459-465, 1997.
7) Esteban A, et al.：Effect of spontaneous breathing trial duration on outcome of attempts to discontinue mechanical ventilation. Spanish Lung Failure Collaborative group. Am J Respir Crit Care Med, 159(2)：512-518,1999.
8) Boles JM, et al.：Weaning from mechanical ventilation. Eur Respir J, 29(5)：1033-1056, 2007.
9) 日本集中治療医学会ICU機能評価委員会：人工呼吸器関連肺炎予防バンドル2010改訂版（略：VAPバンドル）．http://www.jsicm.org/pdf/2010VAP.pdf（2015年11月閲覧）
10) 卯野木健：人工呼吸ケアのポイント400．メディカ出版，p.181，2005．
11) 宇都宮明美ほか：「人工呼吸器離脱プロトコル」発表！ナースが知っておきたいこと．Expert Nurse，31(8)：11-32，2015．
12) Epstein SK：Decision to extubate. Intensive Care Med, 28(5)：535-546, 2002.
13) 日本呼吸療法医学会　人工呼吸中の鎮静ガイドライン作成委員会：人工呼吸中の鎮静のためのガイドライン．http://square.umin.ac.jp/jrcm/contents/guide/page03.html（2017年1月閲覧）

13 気管チューブ抜去後

Part 1 人工呼吸管理がわかる

抜去後の観察ができる

これで**合格点！**ポイント

- ☑ 上気道閉塞の観察ができている
- ☑ 反回神経麻痺の観察ができている
- ☑ ガス交換障害の観察ができている

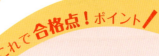

　人工呼吸器装着患者にとって，気管チューブの抜去（以下，抜管）は大きな侵襲を伴います．そのため，経時的に起こりうる合併症の把握，異常の早期発見と対応が重要となります．

　患者の表情やバイタルサインを観察することはもちろんですが，抜管後には主に**図1**のようなリスクがあるため，ポイントを確認しましょう．

図1　抜管後の合併症のリスク

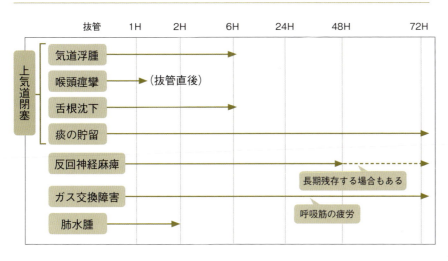
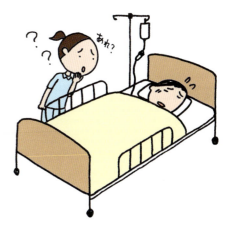

―抜去後の観察ができる―　59

図2 喉頭痙攣の生じる場所

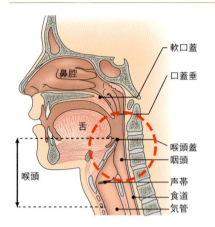

図3 舌根沈下

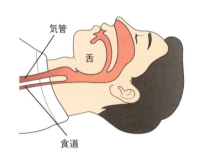
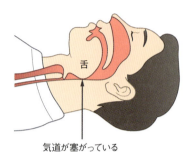

上気道閉塞

1 上気道閉塞の原因

上気道閉塞は，気道浮腫・喉頭痙攣・舌根沈下・肉芽形成・痰の貯留により生じます．

気管挿管患者はある程度の気道浮腫のリスクがあり，重篤な気道浮腫は，長期にわたる挿管症例の40％で報告されています[1]．抜管直後の1～2時間に最も多く，数時間は注意が必要です．

喉頭痙攣は，抜管直後の30分～1時間に起こりやすく，喉頭筋（声門閉鎖筋）が痙攣し呼吸ができなくなります（図2）．

舌根沈下は，意識レベルの低下や気管周囲の腫脹などにより，舌が後方に落ち込み気道を塞いでしまいます（図3）．

肉芽形成は，気管チューブの圧迫やカフの圧迫にて同一部位に圧が加わったことで形成されます．

2 評価と対応

聴診は，肺野だけでなく頸部も含めて行いましょう．

上気道閉塞時の特徴的な所見として，吸気時に聴取されるストライダー（吸気喘鳴）やシーソー（奇異）呼吸があります．通常では吸気時に胸郭が膨らみますが，シーソー呼吸では，吸気時に胸郭が陥没し腹部が膨らみ，呼気時には逆になります．

患者の体位は，気道閉塞を予防するために30～45°以上にヘッドアップし，頸部の前屈を避けます．そして図4のように気道や胸郭，横隔膜の動きを妨げない体位とします．

ストライダー
吸気喘鳴，いびき様喘鳴．

シーソー（奇異）呼吸
吸気時に胸郭が陥没し腹部が膨らみ，呼気時には逆になる努力呼吸．

図4 気道，胸郭，横隔膜の動きを妨げない体位

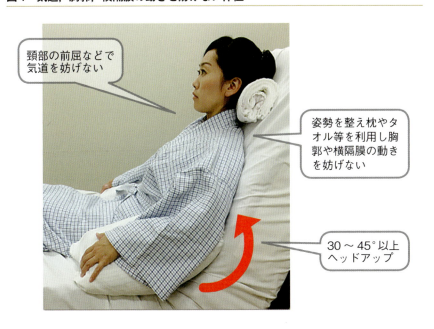

頸部の前屈などで気道を妨げない

姿勢を整え枕やタオル等を利用し胸郭や横隔膜の動きを妨げない

30〜45°以上ヘッドアップ

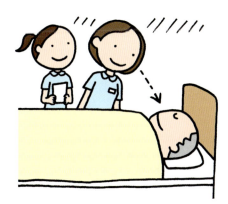

反回神経麻痺

　気管チューブは声帯を超えて挿入されているため，一過性に反回神経麻痺を起こし，声帯可動麻痺を生じることがあります．抜管後の反回神経麻痺では，1〜2日程度嗄声が持続します．会話から嗄声の有無を評価し，時間の経過とともに改善していることを確認しましょう．

　吸気量や咳嗽反射の低下から痰の喀出が困難となる場合があるため，患者自身で排痰できるか咳嗽の評価を行うことも重要です．そして，分泌物が気道へ垂れ込まないよう口腔を吸引します．

　抜管直後は声帯の障害から誤嚥を引き起こす可能性が高いため，3〜6時間程度は飲水を避けることが望ましいでしょう．

> 嗄声
> かすれた声．

ガス交換障害

1 無気肺，低酸素血症

　抜管後は，換気の補助や気道確保がなくなります．陽圧換気により広がっていた肺胞は虚脱しやすくなり，分泌物が貯留するために無気肺を合併しやすくなります．無気肺では，呼吸音や胸郭挙上の左右差，胸部放射線画像にて肺区域・肺葉に一致した透過性の低下を認めます．

　また，抜管後は気道抵抗が増大し呼吸仕事量が増大するため，呼吸筋が疲労

—抜去後の観察ができる—

表1　努力呼吸時の呼吸筋

	吸気	呼気
安静時呼吸	横隔膜 外肋間筋	なし
努力呼吸	横隔膜 外肋間筋 呼吸補助筋 ・胸鎖乳突筋 ・斜角筋群 ・大胸筋 ・小胸筋 ・肋骨挙筋　など	内肋間筋 腹直筋 内・外腹斜筋 腹横筋

図5　呼吸補助筋：胸鎖乳突筋

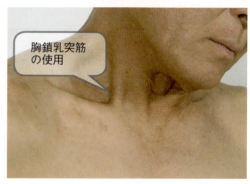

努力呼吸時には胸鎖乳突筋などの使用がみられる．

し換気量が低下する原因となります．低酸素血症では手指や口唇にチアノーゼが出現し，起坐呼吸やせん妄を認めることがあります．

2 努力呼吸，肺水腫

努力呼吸時には，表1，図5のような呼吸補助筋が用いられます．呼吸筋の疲労により換気量が低下すると，徐々に二酸化炭素が蓄積し意識の混濁をきたすこと（CO_2ナルコーシス）があるため注意しましょう．

また，人工呼吸器から離脱すると陽圧換気から陰圧呼吸に切り替わり，過剰な陰圧が胸腔内に生じます．これにより肺胞内に水が戻りやすくなるため肺水腫のリスクがあります．肺水腫では，強い呼吸困難感や，泡沫状のピンク色の痰を認め，呼吸音は湿性ラ音が聴取されます．

3 ガス交換障害への対処

上記のような異常を認めた場合，医師へ報告し，バッグバルブマスクなどによる補助換気や再挿管が必要となります．再挿管では気道浮腫があっても挿入しやすいように，抜管前より1サイズ細い気管チューブや，ファイバーなどを準備します．

非侵襲的陽圧換気（NPPV）では，呼吸仕事量の軽減や呼吸筋疲労の回復が可能となります．

＊

抜管後は，呼吸状態の観察とともに，チューブの違和感や不安など挿管中に経験した患者の思いを労うことも大切です．そして呼吸が安定し合併症の徴候がない，あるいは合併症の改善を認めた場合には，医師や理学療法士と相談しながら徐々にADLを拡大します．

（入山亜希）

CO_2ナルコーシス
高二酸化炭素血症による意識障害の病態．

NPPV
non-invasive positive pressure ventilation，非侵襲的陽圧換気．マスク装着により気管挿管しないで機械的換気を行う．

引用・参考文献
1) 稲田英一監訳：人工呼吸．The ICU Book第3版，メディカル・サイエンス・インターナショナル，p.449，2008．
2) 道又元裕編著：人工呼吸ケア「なぜ・何」大百科．照林社，p.154-156，2005．
3) 大塚将秀：成人における気管チューブの抜管基準．日本集中治療医学会雑誌，19(3)：340-345，2012．
4) 榎本亜紀：抜管．ICU実践ハンドブック−病態ごとの治療・管理の進め方（清水敬樹編），羊土社，p.107-108，2009．
5) 志馬伸朗ほか：ICUにおける呼吸管理と長期予後．ICUとCCU，31(7)：517-525，2007．
6) 尾野敏明：決定版！コメディカルのための人工呼吸管理マイブック．呼吸器ケア，2008夏季増刊，2008．
7) 中嶋美和子：人工呼吸の着脱や，気管内チューブ抜去後に，患者から離れてはいけない！．Nursing Today，18：78-80，2002．
8) 齊藤康一郎：人工呼吸が喉頭・咽頭機能に及ぼす影響．INTENSIVIST，4(4)：789-798，2012．

Part 2
急変対応がわかる

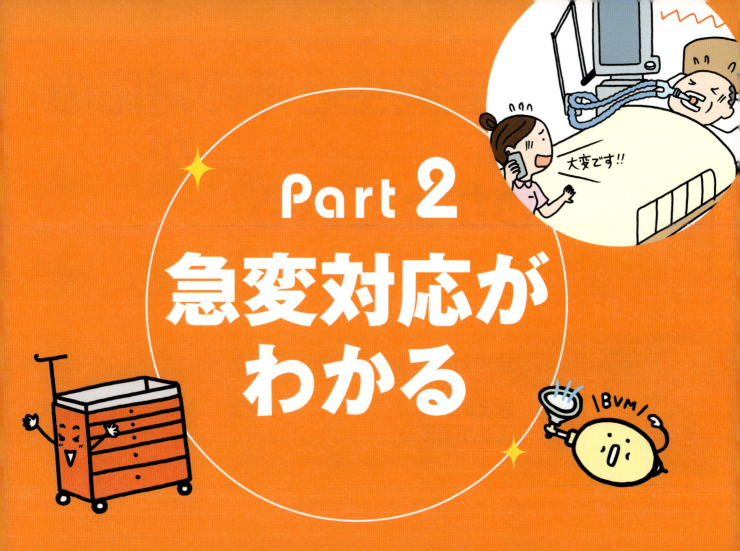

本書の使いかた　その2

☆MEMOにどんどん書き込もう

それぞれの項目にはMEMO欄があります．
　必要な知識や注意すべきポイント，自施設での物品や設定などの情報を書き込み，
自分だけの練習帳をつくりましょう．

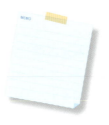

➡p.101に続く

14 全体像

急変発生とその対応の全体のプロセスがわかっている

これで合格点！ポイント

- ☑ 急変対応の心構えがわかっている
- ☑ 急変対応の流れを把握している
- ☑ 急変時にほかのスタッフへ急変であることを伝えることができる

急変とは

1 急変とはどんな状態なのか

急変とは「予測を超えた生理的変化」のことであり，多くは予期せず患者の状態が悪化したということをさします[1]．

患者に想定外の症状が現れたとき，それは予測していない症状であるため，急に現れたようにみえます．これが急変という状態です．

とくに，急変で最重症といわれる状態が心肺停止ですが，心肺停止だけが「急変」とよばれる状態ではありません．

2 急変はどこにいても起こる

院内では，病棟，検査室，外来など，手術や検査など少なからず生体に侵襲を与える処置が行われています．処置による合併症は必ず存在し，数パーセントであれ避けることができません．つまり病棟，検査室，外来など，院内ではどこにいても急変は起こりうるのです．

臨床で頻繁に使用する看護技術はすぐに上達するかもしれませんが，急変は予見され，頻繁に起こるものではありません．そのため，定期的に院内のBLSやACLSなどのシミュレーションに参加し，体験しておくことが重要です．

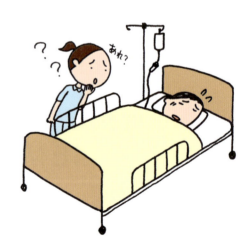

BLS
basic life support，心停止の際に行う基本的な救命処置としての心肺蘇生法．

ACLS
advanced cardiac life support，医療施設で行われる，有資格者による救命処置．

急変対応とは

1 急変はなぜ急ぐ必要があるのかを知っておく

急変した患者は，状態が急激に変化しやすく，放置すれば心肺停止へとつながる危険な状態です．院内心停止となった場合，その生存率はわずか18％であり[2]，心停止から心肺蘇生を実施するまでに時間がかかると心拍の再開率は低くなります．

心停止に陥った場合，3～5分以上の心停止では，仮に自己心拍が再開しても脳障害（蘇生後脳症）を生じる[3]とされています．患者に脳障害が起こってしまうと社会復帰も困難となるため，蘇生を開始するまでの時間は短いほうがよいのは明らかです．そのため，心停止症例を発見したら，すみやかに対応をすすめる必要があります．

2 急変時に利用できる院内リソース

急変はいつ，どこで起こるかわかりません．とくに患者の傍にいる看護師は，急変を目のあたりにする可能性が高い職種です．急変時には，急いで対応する必要がありますが，近くにスタッフが自分だけという状況もありえます．そのため，早急にスタッフを集められるよう，院内救急対応システムなどを構築している病院も多くあります．

システムの内容は院内によってさまざまであり，「スタットコール」「コードブルー」「ドクターハリー」などとよばれています．一般的には院内救急対応を要請すると，館内放送を通じて現場へ急行するシステムになっています．自分の勤務する病院の院内救急対応の連絡方法を確認しておきましょう．

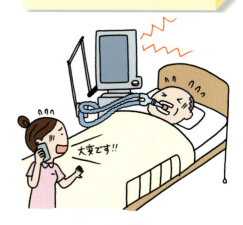

心停止
心臓のポンプ作用が停止した状態．心電図上では心室細動，極度の徐脈や不整脈が現れた後，やがて平低化する．

急変対応の流れ

急変時は，迅速評価，応援要請，一次評価，二次評価と対応を進めます（**図1**）．

1 迅速評価

迅速評価とは，患者をパッと見た数秒で生命にかかわる重要な変化がないか，評価をすることです．ここでは，生命維持にかかわる重要なサインである呼吸，末梢循環，外見と意識を観察し，いずれかに異常を感じたら応援要請をします．このとき脈がなかったら，胸骨圧迫をすぐに開始してください．

2 応援要請

迅速評価で異常を発見したら，応援要請を行います．応援を要請するために使えるツールとして，患者のナースコールや，PHSなどがあります．

急激に状態が悪化している患者は，心停止となる可能性が高く，苦痛や不安

図1 急変対応の流れ

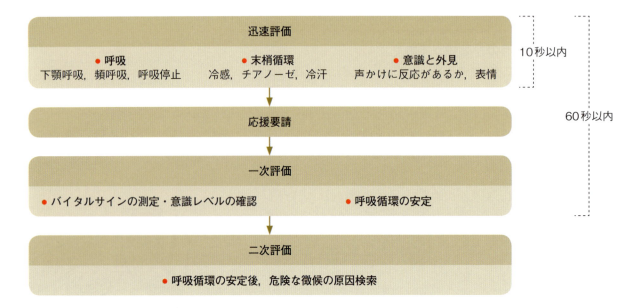

を感じているため，傍にいて不安の軽減に努めましょう．苦痛のあまり，ベッドから転落してしまうかもしれません．そのためその場を離れないですむようなツールを利用しましょう．

看護師は，急激に変化する患者の状態を観察・記録をする必要があります．観察したことが二次評価において原因検索をする際の手がかりとなります．観察したことと時間をメモに書き留めておきましょう．

3 一次評価

応援スタッフを待つ間，患者の情報を集めます．このとき必要な情報5項目を「ABCDEアプローチ」に沿って一次評価を進めます（図2）．

スタッフが到着したら，スタッフへ発見時の「呼吸・末梢循環・外見と意識」の状況を説明しながら，バイタルサインなどを測定し，応援スタッフとともに評価を行います．医師が到着したら，循環，呼吸の安定化のための処置を行い，二次評価を行います．

4 二次評価

患者の呼吸循環が安定したら，患者がなぜ急変したのか原因検索を行います．情報収集をするポイントは，各頭文字をとって，SAMPLEといいます．

S（徴候と症状）・A（アレルギー歴）・M（薬物療法の情報）・P（既往歴）・L（最後の食事）・E（イベント）の情報の整理を行いましょう．

これらの情報に加えて，血液検査，放射線検査，心電図，細菌学的検査を実施する場合がありますので，各種検査がいつでも実施できるように準備しておきましょう．

ABCDEアプローチ
救急傷病の初期診療手順．A（気道），B（呼吸），C（循環），D（意識），E（脱衣・体温管理）の順に評価する．

SAMPLE
symptom, allergys, medication, past history, last meal, events. 救急現場などで行う問診事項．S（主訴），A（アレルギー），M（服用中の薬物），P（既往歴），L（最終飲食），E（受傷機転）．

図2　一次評価で観察するポイント：ABCDEアプローチ

A
- airway（気道）
気道狭窄音の有無，気道は開通しているか，舌根沈下

B
- breathing（呼吸）
呼吸回数，パターン，SpO₂

C
- circulation（循環）
頸動脈が触れるか，脈が規則正しいか，心拍数，血圧

D
- disability（中枢神経障害）
意識レベル，瞳孔径，対光反射

E
- exposure & environmental control（脱衣と体温管理）
体表面の傷，発疹，打撲痕，出血の有無，体温

その他の急変時対応

1 家族への対応

急変の連絡を受け，到着した家族は患者の状況を早く知りたいと不安に思っているため，患者に早く面会できるように環境の調整を行います．また，医師とともに状況を説明し，家族の不安の軽減に努めましょう．

2 DNARという考え方

DNARとは「Do Not Attempt Resuscitation」の略で，患者本人，または患者の利益にかかわる代理者の意思決定を受けて心肺蘇生法を実施しないことです．これは，DNRが蘇生する可能性が高いのに蘇生を行わないとの印象を持たれやすいという考えから，attemptを加え，蘇生成功の可能性が低いなかで蘇生処置を試みないという意味を含んでいます（attempt：試み）．終末期の患者では，こういった意思決定をしている患者もいます．

終末期にある患者は急変する可能性は高く，あらかじめ患者の情報収集時に，具体的にどこまでの処置を行うのか確認しておくことが重要です．

（工藤あゆみ）

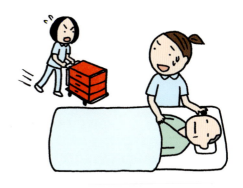

DNAR
do not attempt resuscitation，本人もしくは家族による「心肺蘇生は行わない」との意思表示により，心肺蘇生処置を行わないこと．

MEMO

引用・参考文献
1) 白濱美幸ほか：急変の成り立ちと予測．HEART，2(8)：740-741，2012．
2) Ehlenbach WJ, et al.：Epidemiologic study of in-hospital cardiopulmonary resuscitation in the elderly. N Engl J Med, 361(1)：22-31, 2009.
3) 日本救急医学会：低酸素脳症．http://www.jaam.jp/html/dictionary/dictionary/word/0115.html（2015年11月閲覧）

15 前触れサイン

おさえておきたい急変の前触れサインについて把握できている

これで合格点！ポイント

- ☑ 急変の早期発見の重要性を理解している
- ☑ 急変の前触れキラーシンプトムを発見できる
- ☑ 何かおかしいと感じたら，すぐに報告している

急変が起こってからでは遅い

院内で心停止を起こした患者の多くは，その8時間前までに状態悪化の徴候が認められ[1]，医療スタッフの「何か変だ」「いつもと違う」という気づきから早期に対応すれば，心停止は回避することができるかもしれません．また，早期発見をすることにより，実施する処置は簡単な処置ですむ場合が多く，患者の負担も少なくなります．

「何かおかしい」と感じたら，チームでその情報を共有，対処へつなげましょう．

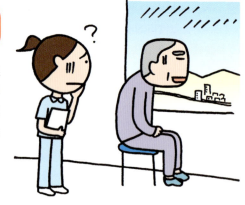

キラーシンプトムとは

キラーシンプトムとは，「急変に結びつく危険な徴候」のことです．「呼吸」「末梢循環」「外見と意識」の3つをみることにより，急変につながりそうな状態であるかどうかを判断することができます．

評価するタイミングは，患者に初めて接触するときです．患者の元に行くときは「呼吸」「末梢循環」「外見と意識」を観察する習慣をつけましょう．

ではキラーシンプトムは具体的にどういうサインなのか，ポイントをおさえて解説します．

> **キラーシンプトム**
> 急変に結びつく危険な徴候．

1 呼吸

①呼吸が速い

　急変につながるサインでとくに大切な観察ポイントは，呼吸です．呼吸回数の増加では，24回/分以上の頻呼吸を見逃さないことです．頻呼吸は体が低酸素状態に陥っている代償反応であり，放置すれば，急変へとつながります．患者の呼吸回数を日ごろから正確に数える習慣をつけましょう．

②呼吸が遅すぎる

　明らかに呼吸が遅すぎる状態，下顎呼吸でも同様です．下顎呼吸では，呼吸停止する寸前の場合が多いため，バッグバルブマスクなどで換気補助が必要となります．バッグバルブマスクの保管位置や使用方法を日ごろから把握しておきましょう．

＊

　このとき，SpO_2が急激に低下している場合，呼吸状態の悪化ととらえ，キラーシンプトムと判断できます．

2 末梢循環

①手足が冷たく，汗をかいている

　ショックの初期の状態では，交感神経の働きにより，重要臓器へ酸素を送るために末梢血管が収縮します．そのため，手足の色調は青白く変化し，触れると冷たく感じます．

　また，汗腺が開くため，額や体幹に冷や汗をかきやすくなります．

②毛細血管再充満時間が2秒以上

　患者の爪を押さえると，爪が白く変化します．爪から押さえている指を離し元の赤い色に戻るまでの時間を毛細血管再充満時間（CRT）といいます（**図1**）．これが，2秒以上かかる場合，末梢循環の悪化のサインです．

③脈拍が弱い，血圧が低い（脈拍触知不能）

　全身を回る血液が，なんらかの理由（出血，血管内脱水など）で減少すると，脈が弱くなり，血圧が低下します．血圧が低い状態だと，全身へ酸素が送られなくなるので，脈拍を上げて血液を送ろうとする代償反応が働きます（**図2**）．そのため，脈拍は100回/分以上の頻脈となるケースが多いです．

　しかし，βブロッカーの不整脈薬を内服している場合や房室ブロックなどの不整脈の既往がある場合は，頻脈とならないことがあるので，注意が必要です．

3 外見と意識

①不安を口にする，不穏状態にある

　脳の血流が低下すると出現する症状で，無関心になったり，「なんだか落ち着かない」「私はどうなるのかしら」と不安を口にしたり，不穏状態となります．

　脳の血流がさらに低下すると，意識レベルが低下し，声をかけても目を開けることができず，刺激に対して反応をみせなくなります．

表1　急変の前触れサイン

- 呼吸が速い
- 呼吸が遅すぎる
- 手足が冷たく，汗をかいている
- 毛細血管再充満時間が2秒以上
- 脈拍が弱い，血圧が低い（脈拍触知不能）
- 不安を口にする，不穏状態にある
- 尿量の減少
- 何かおかしいと感じる

CRT
capillary refilling time，毛細血管再充満時間．指の爪を白くなるまで圧迫して血流を制限した後，血流が戻って色調が回復するまでに要する時間．循環状態を調べる簡易評価法として用いる．

βブロッカー
交感神経遮断薬，β遮断薬．高血圧や不整脈治療に使用される．エピネフリンのβ受容体とエピネフリンの結合を阻害する．

—おさえておきたい急変の前触れサインについて把握できている—

図1　毛細血管再充満時間の評価方法

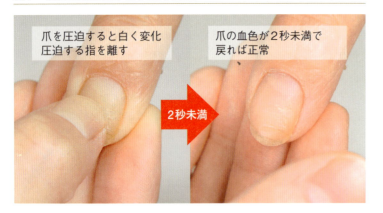

図2　橈骨動脈の触知方法

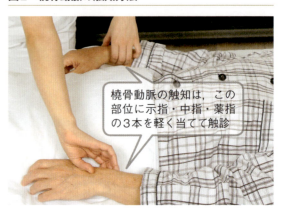

尿量

キラーシンプトムには含まれていませんが，尿量の減少はプレショック状態の前兆です．尿量が急激に減少し，0.5mL/kg/hの尿量となった場合，プレショック状態ととらえます[2]．

患者の尿量や水分出納のバランスを観察する習慣をつけましょう．

> **プレショック**
> 臨床でみられる，ショックに近い状態にありながら典型的な症状が現れにくく，ショックまでには至らないものの，進行するとショックに陥ってしまう状態．

何かおかしいと感じたら，すぐに相談

日ごろから患者の元でバイタルサインを測定するだけではなく，五感を使ってみることが重要です．患者を見て，聞いて，触れておかしいと感じることがあったら，1人で「気のせいかな」と思わずにすぐに先輩スタッフや，リーダーナースへ相談をしましょう．

「うまく言えないけど，なにかおかしい」でも構いません．相談をし，複数の視点でアセスメントすることにより，隠れている問題に気づくことができます．ぜひ声に出してチームで急変を防ぎましょう．

（工藤あゆみ）

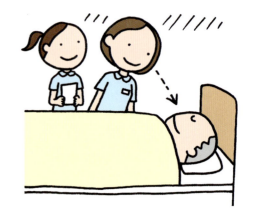

引用・参考文献
1) Schein RM, et al.：Clinical antecedents to in-hospital cardiopulmonary arrest. Chest, 98(6)：1388-1392, 1990.
2) 下山正博：急性腎不全．ICU実践ハンドブック（清水敬樹編）．羊土社，p.524-525，2009.
3) 日本医療教授システム学会監，池上敬一ほか編：患者急変対応コース for Nurses ガイドブック．中山書店，2008.

16 緊急度・重症度判定

急変発生時，緊急度・重症度を判断するアセスメントができる

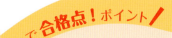

これで合格点！ポイント

- ☑ 緊急度と重症度の違いを理解し，「緊急度が高い状態＝急変」を見極めることができる
- ☑ 急変かな？ と感じたら，意識・呼吸・脈・痙攣の4点を確認している
- ☑ ショック徴候がないか五感を活用して観察できる

「急変患者を発見したら，ただちに応援要請！」と，皆さんは十分理解されていると思います．しかしながら，「その患者が急変しているのかどうか」を正しく判断できなければ，救命の連鎖をスタートさせることはできません．

コードブルーシステムの確立や，RRSチームの活動によって，急変時対応の質は向上してきました．しかし一方で，病院の規模によっては，これらのシステムがない場合や，一般病棟で重症な患者管理を行わざるを得ない場合など，さまざまな状況で急変対応を迫られることも少なくありません．このような状況でも，患者の生命を守るためにこれだけは必要というナースの判断基準を明確にして，実行できるポイントについてまとめました．

> **RRS**
> rapid response system，院内急変の発生を未然に防ぎ，適切な処置を行うための院内システム．

緊急度と重症度の違い，緊急度が高い＝急変

「緊急度」とは，生命の危険度を時間的に規定したものであり，短時間のうちに生命が危ぶまれる状態は，緊急度が高いといえます．

一方，「重症度」とは，患者の生命・機能予後を示すものであり，解剖学的・生理学的な著しい異常がある場合，重症度が高いといえます．

どちらも生命の危険性を評価するものですが，この2つは必ずしも相関しま

せん．つまり，重症度は低くても緊急度が高いケースや，その逆もあることを理解しましょう．

急変とは，ただちに対応を行わないと短時間のうちに生命が絶たれるような緊急事態に陥る状態と考えられます．すなわち，重症度に関係なく緊急度が高いかどうかを見極めることが，私たちナースに求められていることだといえます．

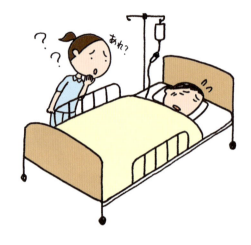

緊急度を判断するためのアセスメントポイント

1 「超緊急」の判断ポイント

最も大事なことは，「超緊急」という判断を見誤らないことです．超緊急は急変です．アセスメントのポイントは，
　①意識消失はないか
　②呼吸をしているか
　③脈は触れるか
　④痙攣をしていないか
の4点を正確に確認することです．落ち着いて，この4点の観察にだけ集中してください．その方法とポイントを**表1**に示します．

これらのうち，1つでも異常があれば，躊躇することなく応援要請を行い，BLSをしながら医師の到着を待ちます．超緊急の場面に居合わせた場合，救命の連鎖をスタートさせることができるのは，自分自身であるということを忘れてはいけません．

2 「緊急」の判断ポイント

生体反応の確認（意識消失がない・呼吸停止がない・心停止がない）ができたら，ショック状態かどうかをアセスメントすることがポイントです．数値で得られるバイタルサインに加え，五感を活用して異常のサインをキャッチすることが重要です．

緊急の状態は，放置すると急変する可能性が非常に高いです．医師へ提供すべき情報をまとめ，医師が来棟するまでに今後の治療を予測した準備を進めましょう．

3 「準緊急」の判断ポイント

呼吸と循環に異常を示すサインがみられない場合には，ただちに医師に来棟を依頼する必要はありません．しかし，この場面では，患者の訴えている症状を十分に聞き取ることがポイントです．重篤な疾患（心筋梗塞・脳卒中・急性腹症など）の背景にある症状や徴候を見逃さないように，意図的な問診を行います．

そして，症状の変化をバイタルサインとともに，経時的にモニタリングする必要があります．準緊急が緊急の場面へ移行するタイミングを，見逃してはいけません．

（富阪幸子）

MEMO

GCS
Glasgow coma scale，グラスゴー・コーマ・スケール

JCS
Japan coma scale，ジャパン・コーマ・スケール

SBP
systolic blood pressure，収縮期血圧，最高血圧．

死戦期呼吸
あえぎ呼吸．心停止前の不規則でしゃくり上げるような下顎呼吸．呼吸は停止していると判断する．

表1 緊急度を判断するためのアセスメントポイント

	アセスメントの方法とポイント
超緊急 明らかに様子がおかしい 生命に危険が及ぶほどの緊急事態 ▼ ただちに応援要請・ドクターコール・BLS開始	☐ **意識消失** よびかけでの反応をチェックする．反応がない場合，肩を叩きながら大きな声で刺激を与えて，反応（覚醒）があるかを確認．それでも反応がない場合，意識がないと判断する． ただし，①麻薬や睡眠薬の使用状況，②元々の意識レベル低下，③高度の難聴，④ヒステリー等の精神疾患の既往，⑤夜間睡眠中などは，意識レベルに影響を与えるため，頭の中で整理しながら判定する． ☐ **呼吸停止** 息をしているかどうかを確認する．口元で呼気時の吐息や音を感じるか，胸郭に上下の動きがあるかを観察する．自発呼吸があると判断を誤りがちなのは，死戦期呼吸（あえぎ呼吸）とよばれる不規則でしゃくり上げるような下顎呼吸である．これは心停止前を意味しており，呼吸は停止していると判断しなければならない． 実際に呼吸停止している患者の自発呼吸を観察することはむずかしいことが多いため，時間は10秒以上かけず，意識消失して呼吸がわからない場合は呼吸停止と判断する． ☐ **心停止** まず患者の外観（とくに顔面の皮膚色，口唇チアノーゼ）に循環不全の徴候がないかをパッと見て確認する．同時に，脈があるかを実際に触れて確認する． 橈骨動脈ではSBP 80mmHg以下は触れないことが多いため，触れなければ頸動脈触知へ切り替える． 実際に循環停止している頸動脈触知はむずかしいことが多いため，時間は10秒以上かけず，意識消失して頸動脈触知がわからない場合は心停止と判断する． ☐ **痙攣** 全身性の痙攣がある場合には，意識障害や呼吸停止を伴っているため，超緊急と判断する．いったん痙攣が治まったとしても，必ず医師へ報告を行う必要がある．
緊急 様子がおかしい 放置すると生命危機に陥ると予測される事態 ▼ できるだけ早く医師へ報告して対応が必要	☐ **ショックの5徴がみられる** ☐ **バイタルサイン（呼吸・循環）に異常がある** ショックの5徴は，バイタルサインの変化よりも早期にみられることが多い．①四肢冷感・湿潤，②蒼白，③脈拍微弱，④頻呼吸・チアノーゼ，⑤虚脱（意識レベルの低下JCS 2桁以上・GCS 10点以下・不穏興奮状態）がないかをチェックする． バイタルサインでは，血圧の低下よりも先行して頻脈が起こること，SpO₂値の低下よりも先行して頻呼吸が起こることを念頭に置き，ショックを疑う徴候がすこしでもある場合には，モニタの装着と血管確保を行う．
準緊急 様子がいつもとちがう 報告が必要であるが，待てる状態 ▼ 情報収集後に医師へ報告して対応	☐ **気になる症状がある** 患者が訴える自覚症状に悪化がみられる場合や，重篤な疾患（心筋梗塞・脳卒中・急性腹症など）の背景にある典型的な症状や徴候がないかについての情報を収集する．また，既往歴や現病歴に関する情報を集め，症状がなぜ出現しているのかについて考える．状態変化をキャッチできるように早めにモニタを装着し観察を続ける．

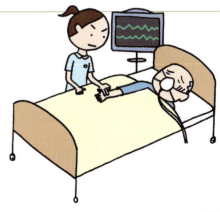

17 場所・物品・情報

急変時の対応で、まずこれだけは**準備すべき3ポイント**を実行できる

これで**合格点！**ポイント

- ☑ 処置時は「広く・平らで・硬い」場所であるか確認している
- ☑ 生体モニタ・除細動器・ERカートをただちに準備できる
- ☑ さまざまな情報を整理し、関係部署への連絡ができる

急変に遭遇した看護師は自身も動揺しており、恐怖や焦りの中で対応しなければなりません。日頃から物品の保管場所の把握と、日常点検、使用方法の訓練を行うことが、急変時の力となります。

急変処置に対応できる場所を準備する

急変は、どこで起こるかわかりません。その場所・その状況で急変対応が行えるかを、まず以下で述べる3つの視点で評価しましょう。移動が必要だと判断した場合、その場でBLSが行えない場合を除いて、移動は応援者の到着を待ちます。

重要なことは、患者のABC（気道・呼吸・脈拍）が不安定な場合、急変発見から、はじめの10分の確実なBLSによって患者の生存チャンスは向上することを忘れないことです。つまり、すぐに移動が必要だと判断するのは、その場・その状況でBLSが行えない場合のみです。それ以外は、移動よりも蘇生処置を優先し、応援者の到着を待ちましょう。十分な応援を得られた場合、あるいは患者のABCが安定すれば、ストレッチャーやベッドで病棟内の最も処置が行いやすい場所へ移動しましょう。

1 安全管理面・感染防御面が確保されているか？

質の高い胸骨圧迫を行うためには、「広く平らで硬い」場所でなければなりま

MEMO

BLS
basic life support，一次救命処置

CPR
cardiopulmonary resuscitation，心肺蘇生。心停止，呼吸停止などに対して，胸骨圧迫と人工呼吸の組み合わせを行う救急蘇生法の1つ。

せん．トイレのような狭い空間や階段などでは，移動が必要です．
　エアーマット上での胸骨圧迫は，心臓へ圧力が伝わらないため，CPR用のユニット操作をすみやかに行います．エアーマットには，急速に脱気するタイプや，マットレスが最大膨張して硬くなるタイプもあるため，平時から自施設のマットのCPR用ユニットを確認しておきましょう．
　また，患者が嘔吐や出血をしている場合，感染のおそれがある場合には，蘇生の前に，最低限手袋とマスクを装着する必要があります．慌てている場面でも，感染防御面の確保は重要です．

2 多くの人が動けるスペースがあるか？

　応援要請によって，多くの医療従事者が現場に駆けつけ，かつ蘇生に必要な物品も数多く集まります．応援者が来たら，室内の不要な物品を移動させるなどでスペースの確保を手伝ってもらいましょう．
　患者周辺のスペースの作り方のポイントは，換気者が処置しやすいよう，患者の頭元を広くすることです．ベッドの頭元の柵を外し，足側にベッドをすこし引き出してスペースを確保すると，気道確保や挿管などの処置がスムーズに行えます．

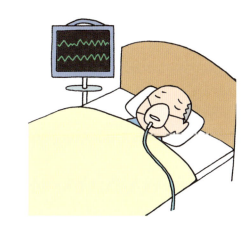

3 他患者への配慮がなされているか？

　複数の患者が入室する大部屋での急変の場合，ほかの患者に与える動揺は大きいため，配慮が必要です．可能であれば，ほかのスペースへ移動してもらい，不可能であれば，患者が目に触れないように，カーテンを引いて配慮を行います．
　急変対応が落ち着いたら，急変に居合わせた患者への声かけを忘れないようにしましょう．

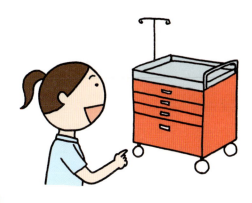

必要物品を準備する

　急変処置に最低限必要な物品を以下に挙げます．生体モニタと除細動器以外は，ERカート内にすべて入れておくと，搬送が一気に行えます．
　ERカート内に入れる物品量は，実は多いと煩雑で使いにくくなります．蘇生処置のはじめの10分間がしのげるくらいが適量といわれています．ACLSに沿った物品・薬品を選択し，その順番で手前から整理して入れておくと，より使いやすくなります．

□生体モニタ

　心電図・血圧・SpO$_2$がモニタできるものを準備します．とくに心電図波形のモニタリングによって，今の状態と蘇生治療の効果を知ることができます．モニタ内に記録されている値は記録整理に利用できます．到着したら，すみやかに装着します．

AED
automated external defibrillator, 自動体外式除細動器．致死的な不整脈により心停止が起きたときに，電気ショック（除細動）を与えて心肺蘇生を試みる医療機器．

DC
direct current shock, 直流除細動．心臓に高圧の電気刺激を与えて異常調律を除去する方法．

VF
ventricular fibrillation, 心室細動．心室筋が無秩序に興奮し，不規則に収縮する状態．心室が十分収縮できず，心室からの血液駆出はほとんどなくなるため，数分間で死に至る．心電図はQRS波，T波の識別不能．

□除細動器（AEDもしくはDC）
　病棟によっては，部署内にない場合もあると思います．成人の場合，VFが原因で心停止となることが多くあるため，院内から取り寄せてでも，必ず準備を行う必要があります．

□背板（ERカート内に準備）
　胸骨圧迫の質を維持するため，到着したら，まずはじめに背面に挿入します．

□呼吸管理使用物品（ERカート内に準備）
　BVM（ジャクソン・リースではなく，酸素がなくても換気が可能なBVMを選択します）・リザーバー付き酸素マスク・酸素延長チューブ・挿管セット・流量計付き酸素ボンベ・吸引バッグと吸引用カテーテルを準備します．

□循環管理使用物品（ERカート内に準備）
　静脈ルート確保物品（駆血帯・静脈留置針・輸液セット・注射シリンジ・注射針・アルコール綿），緊急蘇生用薬剤を準備します．

□そのほか
　緊急検査用スピッツ・タイマー・瞳孔計・聴診器・メモ用紙・PPE用品（マスク・手袋・エプロン・ゴーグル）・ゴミ箱は，ERカート内に準備しておくと便利です．

> **BVM**
> bag valve mask，バッグバルブマスク．口腔よりマスクにて他動的に換気を行うための医療機器．
>
> **PPE**
> personal protective equipment，個人曝露防護具．感染性物質からの防護目的医療スタッフが装着するマスク，ゴーグル，フェイスシールド，帽子，ガウン，エプロン，手袋などの用具類．

急変処置に対応できる情報整理

1 情報伝達
　患者が心停止に陥っている場合，その原因検索が救命のためには不可欠です．急変時の様子や急変前の徴候など，看護師が持っている情報は重要です．
　患者の既往歴・現病歴と行っている治療・アレルギーの有無など，患者に関する情報をすばやく集め，蘇生チームへ伝えるようにしましょう．

2 急変時の記録
　急変時記録のポイントは，①患者の状態，②実施した看護実践，③行われた処置や検査，の一連の流れを④時系列で記録することです．1人記録係を決めておくことが望ましいですが，人も時間的余裕もない場合には，上記のポイントでメモし，後で整理するとよいでしょう．
　ERカートに入れておくメモ用紙に，あらかじめ必要な項目や枠を作って工夫しておくと，誰でも統一した記録を書く手助けになります．

3 関連部署との連携
　主治医や家族への連絡・蘇生チームやICUへの連絡状況を確認します．急変時には，いろんな情報がバラバラと飛び交い，混乱します．看護師には，そのような情報の整理と一元化を行う役割も求められています．

（富阪幸子）

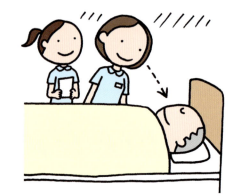

18

今はこうする

Part 2 急変対応がわかる

急変発生時の対応でやってはいけない・今はこうするを理解している

これで**合格点！**ポイント

- ☑ 呼吸，循環，中枢神経系の評価から，BLSや気道と換気の確保ができる
- ☑ 循環維持のための体位，静脈路確保，体温管理ができる
- ☑ DNARに関する情報を医師と共有している

　急変とは，予測しえない病態の急激な変化で，迅速な対応が必要とされます．急変患者を目の前にしたときには，呼吸・循環・意識の評価を行い，心肺停止時は，緊急事態宣言（コードブルー）を行い，すみやかにBLSを開始します．

　心肺停止以外で患者の異変を感じた場合は，医師への連絡と応援，救急カートやAEDあるいはマニュアル除細動器，酸素投与の準備，心電図モニタなどを依頼します．

コードブルー
緊急事態宣言，院内急変コール．

BLS
basic life support，一次救命処置

AED
automated external defibrillator，自動体外式除細動器

キラーシンプトム
急変や死につながる徴候．

外見と意識の異常の観察，気道確保，適切な換気

1 キラーシンプトムの観察

　患者を観察するときは，呼吸・循環・意識の評価を行います．外見でみる呼吸・循環・意識の観察すべきポイントをキラーシンプトムといい，急変や死に結びつく可能性のある危険な徴候はないかを判断します（**表1**）．

2 気道確保

　意識障害がある場合の気道確保は，頭部後屈・顎先挙上法が一般的です．舌根沈下が高度なときは，一時エアウェイ（経口，経鼻）を用いますが，技術に習熟していない場合は，顎先挙上法で対応します．

—急変発生時の対応でやってはいけない・今はこうするを理解している—　　**77**

表1 迅速評価で観察すべきポイント（キラーシンプトム）

呼吸	[気道]	胸郭の動きが視認できるか？	シーソー呼吸や肋間の陥凹があれば上気道閉塞を疑う
		呼吸に伴う音は聴こえるか？	「スースー」…正常 いびき…舌根沈下による気道閉塞 ゴロゴロ音…分泌物による気道閉塞
		呼吸に伴う空気の出入りを感じるか？	
	[呼吸（換気と酸素機能）]	呼吸数の異常はないか？	不十分な呼吸（呼吸回数10回/分低下）や頻呼吸（呼吸回数24回/分以上）では呼吸困難を考える
		努力様呼吸をしているか？ 呼吸補助筋（胸鎖乳突筋など）を使って呼吸をしているか？	これらの異常を認めれば呼吸困難を考える．
		パルスオキシメータが装着されている場合，SpO₂に異常はないか？	大気呼吸でSpO₂が85％以下，酸素投与下でSpO₂が90％以下は呼吸困難を考える．
		聴診器を使わなくても呼吸音の異常が聴こえる場合は呼吸困難を考える．	
循環	顔面や皮膚の蒼白，冷感，冷汗はあるか？		1つでもあれば「ショック」と判断する （ショックの診断には血圧測定は必要ない）
	末梢循環不全はあるか？		皮膚の蒼白，冷感，冷汗がなくても爪床圧迫テストで爪床の赤みが戻るまでの時間が2秒以上の場合は，末梢循環不全と判断する．
	体表温度は？		皮膚が冷たく（冷感）やや湿っていれば（冷汗）ショックと判断する．温かみはあるが末梢循環不全（爪床圧迫テストで2秒以上）があれば敗血症性ショックと判断する．
	脈の触知：脈拍の強さ，速さ――脈は触れるか？		頸動脈で弱く触れる…心停止が近いと判断 末梢動脈で弱く速い…ショックと判断 末梢動脈が弱く遅い…心停止が近いと判断
外見・意識状態	苦悶様の表情，周囲に無関心，意識レベルの低下（呼びかけに対する反応がいつもより悪い），呂律が回らない，意識内容の変化（もうろうとしている，興奮状態，不安など）は急変の徴候と判断する．		

文献1）より転載

誤嚥による気道閉塞（FBAO）など，窒息が明らかな場合は，異物除去を行うことで気道確保を行います．気道閉塞の徴候には，音のない咳，話や息ができないなどがあり，気道が完全に閉塞した場合は，患者が自らの首をわしづかみにするチョークサイン（図1）があります．

意識の確認を行い，意識があるときには咳をさせて自力喀出を促します．異物が確認できれば，口腔吸引を実施します．咳ができないときは，腹部突き上げ法（ハイムリック法，図2），背部叩打法で異物の吐き出しを行います．ハイムリック法を行う場合，異物を移動させ気道閉塞を解除し息ができるようになることが重要で，異物が喀出されることが目的ではないことに注意しましょう．

意識がないときは，胸骨圧迫を開始します．本来の心臓圧迫の目的のほか，胸腔圧を上げることで異物を圧出させることが目的になります．

3 換気

気道確保後は，リザーバー付き酸素マスクを使用し，高濃度酸素を投与します．呼吸が不十分なときは，迷わずにリザーバー付きバッグバルブマスクを使

図1 チョークサイン

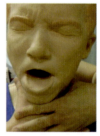

患者が自らの首をわしづかみにするポーズで，気道閉塞を示す．

FBAO
foreign-body airway obstruction，誤嚥による気道閉塞

チョークサイン
患者が自らの首をわしづかみにするポーズで，気道閉塞を示す．

図2　ハイムリック法

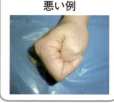
利き手でグー
悪い例

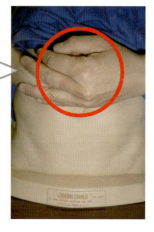

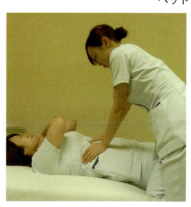
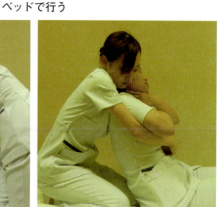
ベッドで行う

用し手動的換気を行います．

　手動的換気の回数は，10～12/分，胸郭が上がる程度，片手で軽く押す程度で十分な換気量が得られます．過換気・過量換気は，胸腔圧上昇から静脈還流を阻害し，心拍出量低下を起こし血圧低下をまねく可能性があります．

> **ハイムリック法**
> 腹部突き上げ法．異物除去や，異物を移動させ気道閉塞を解除し換気できるようにする．

体位，静脈路確保，体温管理

1 循環を維持するための静脈路確保

　急変時，患者の循環を維持するため，できるだけ上肢の太い血管に，18G以上の太い径の留置針で2か所以上静脈路を確保することが望ましいとされています．静脈路は肘正中皮静脈を中心に確保します．

2 体位

　体位は，医師の指示がない場合は水平仰臥位とします．
　ファーストエイド介入として，ショック体位といわれる下肢挙上（図3），あるいはTrendelenburg体位を行うことは，心拍出量は必ずしも増加せず，脳浮腫の助長や横隔膜挙上により呼吸機能が低下する可能性もあるとされています．とくに頭低位は，単純に血液が脳や心臓に集まりますが，血圧を上昇させるエビデンスはないようです．

3 体温管理

　体温の低下は代謝性アシドーシスの要因となり，凝固能や血小板機能の低下を起こします．不必要な露出を避け，バスタオルなどを使用し体温保持につとめます．

＊

　また，出血時は，動脈・静脈にかかわらず，直接出血部位を両手で圧迫する

> **ショック体位，Trendelenburg体位**
> 急変時にファーストエイド介入として，静脈還流量を増やす目的で行う両下肢を挙上する体位．

—急変発生時の対応でやってはいけない・今はこうするを理解している—

図3　ショック体位

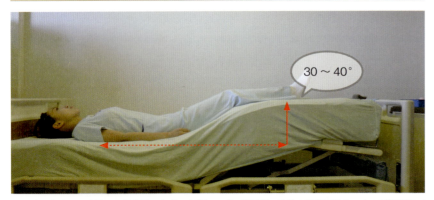

両下肢を挙上する体位．心拍出量は必ずしも増加せず，脳浮腫の助長や横隔膜挙上により呼吸機能が低下する可能性もある．

図4　圧迫止血

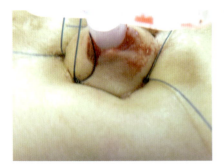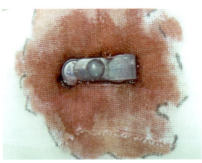

PEG刺入部からのじわじわした出血．ガーゼを使用して圧迫止血する．また，出血汚染の範囲がわかるようにマーキングする．

方法で止血を試みます．直接手で圧迫できない箇所からの出血は，ガーゼを使用するなどして圧迫止血を試みます（図4）．

DNAR（Do Not Attempt Resuscitation）

　DNAR指示は，心停止時に蘇生行為（CPR）をしないという指示で，通常の医療・看護ケアを差し控えるということではありません．「DNARの決定＝通常の医療・看護ケアを差し控える」と理解していると，医療者間での解釈の違いが生じてしまいます．

　DNARの選択は，患者やその家族の権利に基づくもので，患者やその家族が理解し納得できる方針を決定することが望まれます．DNARと意思表示を決定した患者が急変した際に，症状に合わせた医療行為を患者・家族の意向に沿うように，主治医から確認しておくことが大切です．

（糸谷惠子）

> **Column**
>
> ### 急変発生時の役割分担
>
> 　急変発生時の現場では，役割分担をすることが大切です．リーダーは主治医からの指示を受ける役割，指示を他の看護師に伝達する役割，指示通りに処置が行われたかを確認する役割，医師にフィードバックする役割を担います．
>
> 　指示を出すときは，簡潔明瞭に誰に対してなのかを明確にします．この，はっきり周囲にわかるように声を出すことが，円滑な急変対応に結びつくポイントです．

DNAR
do not attempt resuscitation，心停止時に蘇生行為をしない

CPR
cardiopulmonary resuscitation，心肺蘇生

引用・参考文献
1) 日本医療教授システム学会監，池上敬一ほか編著：患者急変対応コースfor Nurses ガイドブック．中山書店，p.43，2015．
2) American Heart Association GUIDELINES CPR ECC 2010．
3) American Heart Association 心肺蘇生と救急心血管治療のためのガイドラインアップデート2015ハイライト．
4) 千明政好：特集慌てない！院内急変の見方・考え方 ショック．呼吸器＆循環器ケア，10(5)：25-31，2010．
5) 塚原大輔：輸液路を確保しリスクマネジメントを行う．急性・重症患者ケア，2(1)：118-126，2013．
6) 氏家良人ほか：End-of-life．INTENSIVIST，4(1)，2012．
7) 内藤貴基：コードステータスについて知っておいてほしいこと．レジデント，8(5)：95-97，2015．
8) 西村匡司ほか：Do Not Attempt Resuscitation (DNAR)指示のあり方についての勧告．日本集中治療医学会雑誌，24(2)：208，2017．
9) 日本集中治療医学会倫理委員会：DNAR(Do Not Attempt Resuscitation)の考え方．日本集中治療医学会雑誌，24(2)：210，2017．

19

院内サポート体制

Part 2 急変対応がわかる

急変時，院内のサポート体制を利用できる

これで合格点！ポイント

☑ **コードブルーとRRSの違いがわかっている**

☑ **起動基準を知っている**

☑ **看護師の「気づき」が重要であることを理解している**

　患者が予期せぬ病態悪化によって死亡することは現実にあります．私たち医療者は，医療行為の不確実性による有害事象から患者の命を守る責務があります．

　アメリカで2006年12月から2008年12月まで「5million Lives Campaign」が展開され，RRSの導入により，院内死亡率を15％も低下させたと発表をしました．日本では，2008年「医療安全全国共同行動 命を守るパートナーズ（日本版100Kキャンペーン）」において，行動目標としてRRSの確立と導入に関するキャンペーンが行われています．そして，2015年10月に医療事故調査制度が創設されました．患者が重篤な病態に陥る前に未然に防ぐことを目標とした医療安全対策を医療チームで取り組むことが求められています．

> **RRS**
> rapid response system，院内急変の発生を未然に防ぎ，適切な処置を行うための院内システム．

コードブルー（院内救急コール）とRRSの違い

1 コードブルー

　院内死亡は，予期できる死亡と予期せぬ死亡に区別され，有害事象の発生は，医療エラーと予測不能な場合があります．24時間患者のそばにいることから，看護師には患者の安全を確保する重要な責務があります．

　心停止・呼吸停止あるいはそれに近い状態となった場合，緊急事態宣言（コードブルー：院内救急コール）により，対応可能な医療従事者を招集してすぐに対応をとるシステムが一般的に行われています．

> **緊急事態宣言**
> コードブルー，スタットコール．院内救急コール．

2 RRS

　対して迅速対応体制（RRS）は，入院患者の予期せぬ病態悪化に対して早期に

―急変時，院内のサポート体制を利用できる― 　**81**

介入し，予後の改善を目的としたシステムです．RRSには，迅速対応チーム（RRT）または救急医療チーム（MET）が含まれます．「American Heart Association 心肺蘇生と救急心血管治療のためのガイドラインアップデート2015ハイライト」でも，一般病棟における心停止発生抑制に有効な可能性があるとしました．

構成メンバーは，医師，看護師，呼吸療法士などのさまざまな組み合わせが可能で，医療安全の実現のために必要なシステムですが，RRSを導入できている施設はまだ多くはありません．

RRS
rapid response system，迅速対応体制

RRT
rapid response team，迅速対応チーム

MET
medical emergency team，救急医療チーム

起動基準は？

1 コードブルーとRRSの起動基準

医療従事者は，患者の心停止，呼吸停止，それに近い状況と判断した場合は，院内の医療安全マニュアル（図1）に沿い，医師への報告と同時に緊急事態宣言（コードブルー，スタットコールなど）を行います．

それ以外の患者の急変時に使用されるRRSの起動基準は，看護師の観察と判断から可能なものです．RRSの起動基準は，2004年にBellomoらが提唱した基準（表1）が広く採用されていますが，ほかにもさまざまな基準が提唱され使用されています．

バイタルサインの異常値の数と死亡率との間には相関関係があるとされています．起動基準を満たした場合，一定の形式を使用してRRTやMETに通報・報告がされることになります．一定の形式として，SBARを使用することが普及していますが，緊急事態では要領よく手短に状況報告することが重要です．

2 起動時の報告のしかた

SBARは，Situation（患者の状態），Background（臨床経過），Assessment（状況評価の結論），Recommendation（提言または具体的な要望・要請）の頭文字をとっています．報告のときには，報告者の所属と氏名，患者の氏名，患者の状況を忘れずに報告します．

図1　院内の医療安全ポケットマニュアル

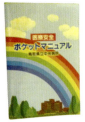

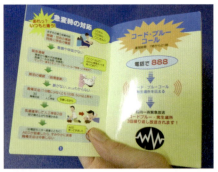

SBAR
Situation（患者の状態），Background（臨床経過），Assessment（状況評価の結論），Recommendation（提言または具体的な要望・要請）．

表1　RRS起動基準の例

- スタッフによる患者に関する何らかの懸念
- 心拍数40bpm以下，130bpm以上の突然の変化
- 収縮期血圧90mmHg以下の突然の変化
- 呼吸数8回/min以下，30回/min以上の突然の変化
- 酸素投与にもかかわらずSpO_2 90%以下の突然の低下
- 意識レベルの突然の低下
- 尿量50mL/4hの突然の低下

Bellomo R, et al.：Prospective controlled trial of effect of medical emergency team on postoperative morbidity and mortality rates. Crit Care Med, 32：916-921, 2004. より引用

「気づき」の重要性

急変時に院内サポートチームが必要とされる状況は、患者が危機に瀕しているか、その危険性が潜在している状況です。対象患者は多岐にわたり、いつも遭遇するわけではありません。

2016年2月に敗血症ガイドラインが改訂され、一般病棟などで使用できる判断基準として、quick SOFA(qSOFA)が考案されました。「呼吸数22回/分以上」、「収縮期血圧100mmHg以下」、「意識変容GCS 15未満」の3項目で評価する方法です。簡単な診断基準で日常のベッドサイドで活用することができます。

「症状の悪化」「循環動態の変化」「ショック状態」の段階において、看護師が変化をキャッチ(急変予測、気づき)することで、患者の予後の改善を期待できる場合もあります。急変から患者を守るためには、看護師の「気づき」の力が重要になってきます。RRS起動基準やquick SOFAなどを臨床現場の中でアセスメントツールとして活用することで、自然と「気づき」の力を身に付けることができる可能性があります。

（糸谷恵子）

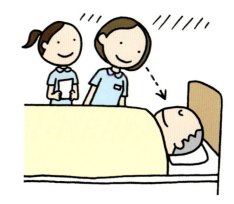

MEMO

Column

RRS

急変発生時、変化をもたらした何かが同定されれば、院内の医療安全マニュアルに沿って対応が可能です。しかし、急変の中にはその何かがはっきりしないこともあります。

RRS起動基準には、「突然」というキーワードがあります。急変発生はこの「突然」が、看護師の懸念につながります。しかし、それまでになかった症状が患者に突然に発症した場合、看護師なら誰でもがおかしいという懸念を抱くと思い込んでいるところに大きな落とし穴が潜んでいます。そのときの状況がおかしいと感じさせないことが、臨床現場にはあるからです。

Bellomoの提唱した基準は、RRSのない施設では、主治医に報告する判断材料であるといえます。言い換えれば、バイタルサインの突然の変化は、看護師が日常の業務の中で遭遇する患者急変のサインである可能性が極めて高いです。

引用・参考文献

1) 児玉孝光ほか監：RRS院内救急対応システム 医療安全を変える新たなチーム医療．メディカル・サイエンス・インターナショナル，2012．
2) 日本医療教授システム監，池上敬一ほか編著：患者急変対応コースfor Nurses ガイドブック．中山書店，2008．
3) 南舘歩ほか：RRSの考え方と病棟看護師が知っておくべきこと．呼吸器・循環器達人ナース，35(3)：72-77，2014．
4) 津久田純平：急変対応システム．レジデント，8(5)：591-594，2015．
5) American Heart Association：心肺蘇生と救急心血管治療のためのガイドラインアップデート2015ハイライト．

20 心肺蘇生

今いちばん新しいガイドラインをふまえて蘇生が行える

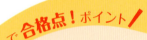

これで**合格点！**ポイント

- ☑ 急変時における院内での対応法(緊急システムの始動，救急カート・AEDの準備)を知っている
- ☑ 呼吸停止，心停止の状態を判断できる
- ☑ 質の高いCPRのポイントをおさえて実践できる

2015年 心肺蘇生のガイドラインがアップデート

2010年に，心肺蘇生の順序がA→B→CからC→A→Bへと大きく変更され，2015年新たにアップデートされたものが発表されました．

心停止状態にある患者や傷病者の命を助けるためには「救命の連鎖」が必要です．「救命の連鎖」にはBLSの手技は必須です．いかに早く心停止を見つけ，心停止と判断したらすぐに質の高いCPRを実施するかで，蘇生の成功率は変わります．

本稿では，蘇生でおさえるべきポイントを，2015年のガイドラインをふまえてご紹介していきます．

> **BLS**
> basic life support，一次救命処置

BLSのアルゴリズム

蘇生を行う前に必要なことは，未然に心停止や呼吸停止となる可能性のある患者に対して予防策を講じることです．しかし，臨床現場では，未然にモニタリングや予防策をとっていても，突然の病態の悪化や急変に遭遇することはまれではありません．そのような状況に遭遇したときに，落ちついて対応がとれるよう訓練を行うことが必要です．具体的なBLSのアルゴリズムを示します（**図1**）．

図1　BLSアルゴリズム

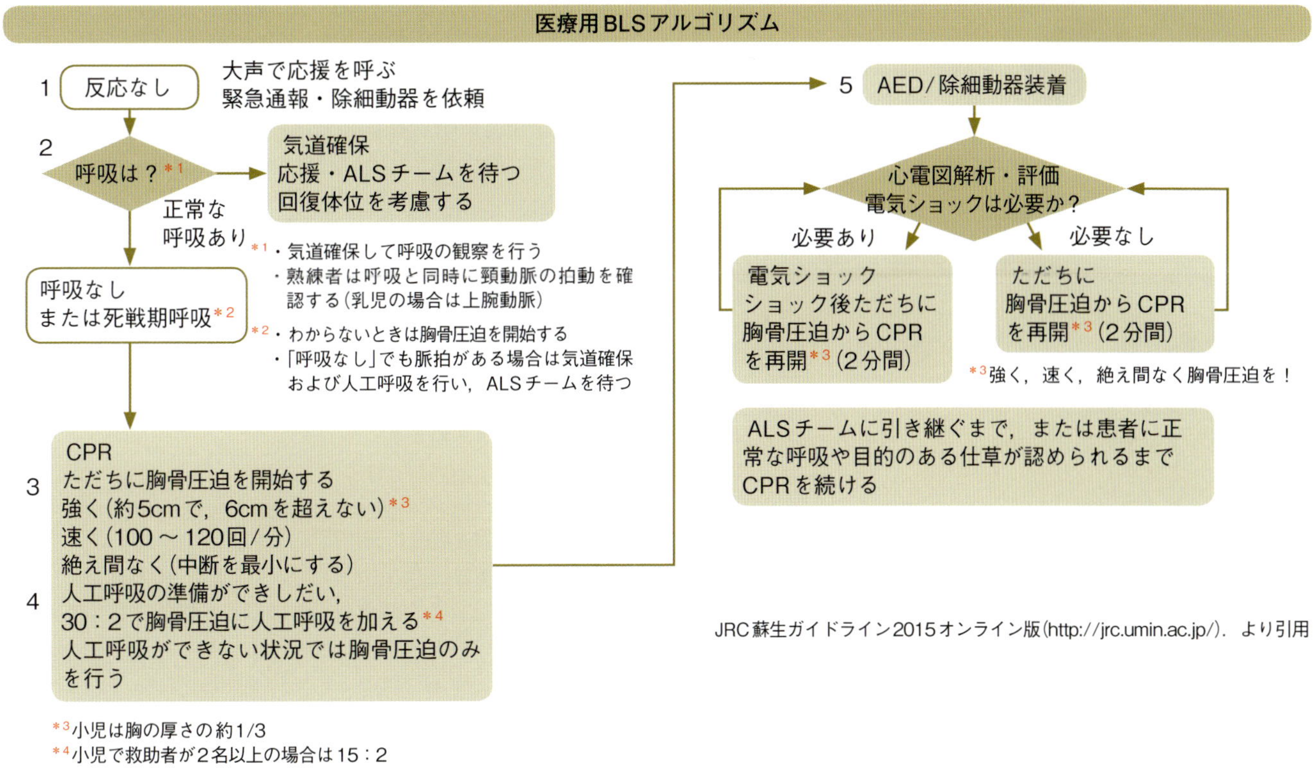

医療用BLSアルゴリズム

1　反応なし
大声で応援を呼ぶ
緊急通報・除細動器を依頼

2　呼吸は？[*1]
→ 気道確保
応援・ALSチームを待つ
回復体位を考慮する

正常な呼吸あり

[*1]・気道確保して呼吸の観察を行う
・熟練者は呼吸と同時に頸動脈の拍動を確認する（乳児の場合は上腕動脈）

呼吸なし
または死戦期呼吸[*2]

[*2]・わからないときは胸骨圧迫を開始する
・「呼吸なし」でも脈拍がある場合は気道確保および人工呼吸を行い，ALSチームを待つ

3　CPR
ただちに胸骨圧迫を開始する
強く（約5cmで，6cmを超えない）[*3]
速く（100〜120回/分）
絶え間なく（中断を最小にする）
4　人工呼吸の準備ができしだい，
30：2で胸骨圧迫に人工呼吸を加える[*4]
人工呼吸ができない状況では胸骨圧迫のみを行う

5　AED/除細動器装着

心電図解析・評価
電気ショックは必要か？

必要あり
電気ショック
ショック後ただちに胸骨圧迫からCPRを再開[*3]（2分間）

必要なし
ただちに
胸骨圧迫からCPRを再開[*3]（2分間）

[*3]強く，速く，絶え間なく胸骨圧迫を！

ALSチームに引き継ぐまで，または患者に正常な呼吸や目的のある仕草が認められるまでCPRを続ける

JRC蘇生ガイドライン2015オンライン版（http://jrc.umin.ac.jp/）．より引用

[*3]小児は胸の厚さの約1/3
[*4]小児で救助者が2名以上の場合は15：2

急変時の院内での対応法

1 反応の確認と緊急通報

　誰かが倒れている，もしくは患者の様子がおかしいなどの状況に遭遇した際は，反応があるか声をかけて確認を行います．必要があれば肩をたたきながら大声で声をかける必要があります．傷病者や患者に動きや声を出すなどの反応がない場合は，すぐに緊急通報を行いましょう（緊急通報システムはp.81参照）．
　1人では対応できませんので，まずは人を集めるにはどうしたらよいか，各施設で必ず確認してください．

2 呼吸の確認と心停止の判断

　傷病者や患者に反応がなく，緊急通報を行った後は，呼吸と脈拍を確認します．呼吸の有無を確認すると同時に，脈拍のチェックをしましょう（**図2**）．訓練された救助者は，胸骨圧迫までの時間を極力短縮するため複数の手順を同時に行うことが推奨されます．

AED
automated external defibrillator，自動体外式除細動器

ALS
advanced life support，二次救命処置

BVM
bag valve mask，バッグバルブマスク

CPR
cardiopulmonary resuscitation，心肺蘇生

ROSC
return of spontaneous circulation，自己心拍再開

—今いちばん新しい ガイドラインをふまえて蘇生が行える—

図2 呼吸と心停止の判断ポイント

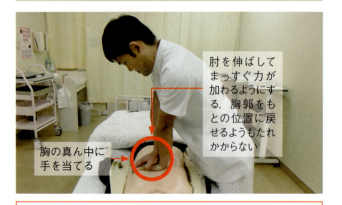

- 呼吸と脈拍は10秒未満で同時に行う
- 死戦期呼吸は正常呼吸とはみなさず、呼吸停止・心停止とみなす
- 脈拍確認時、触れるかどうか判断に迷ったときは胸骨圧迫を始める

- 死戦期呼吸(しゃくりあげるような不規則な呼吸としてしばしばみられる)は、正常な呼吸ではない。「呼吸なし」すなわち心停止として判断する

図3 質の高いCPRのポイント

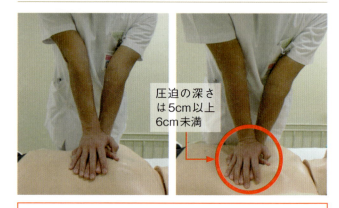

- 胸骨圧迫のテンポは100〜120回/分のテンポで圧迫する
- 圧迫の深さは5cm以上とし、6cmを超えない
- 圧迫と圧迫の間に傷病者の胸部にもたれない(胸郭を完全に元に戻す)
- 胸骨圧迫の中断は最小限にする(10秒未満)
- 過換気を回避し、胸の挙上が確認できる有効な換気を行う

3 胸骨圧迫(質の高いCPR)

　心停止と認識されたら、ただちに胸骨圧迫を開始する必要があります。
　2010年以前は人工呼吸が胸骨圧迫よりも先に行うとされていましたが、2010年の改定で大きく変更されました。できる限り早期に良質なCPRを行うことが、心停止からの生存やROSC(自己心拍再開)の可能性を高めるとされています。質の高いCPRのポイントは5つです(図3)。

4 人工呼吸(胸骨圧迫と人工呼吸)

　蘇生の訓練を受けていない人や、気道確保、人工呼吸を行う技術を持たない、またはその意思がない人は、胸骨圧迫のみを続けて行うことを推奨しています。そうでない救助者(いわゆる人工呼吸の訓練を受けており、それを行う意思がある人)は、胸骨圧迫と人工呼吸を実施することを提案しています。
　胸骨圧迫と人工呼吸の比は30：2で、2回の換気に伴う胸骨圧迫の中断は10秒未満になるようにしましょう(図4)。

5 AED

　AEDが現場に到着したら、すぐに患者に装着します。AEDはガイダンスが流れますが、訓練を受けている人はガイダンスを待たずに手順を進めましょう(図5)。

死戦期呼吸
しゃくりあげるような不規則な呼吸としてしばしばみられる。呼吸停止と判断される。

MEMO

図4　BVMを使用した換気

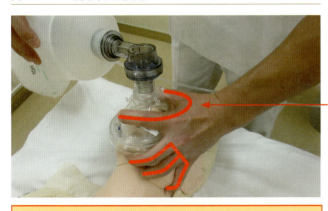

EC法でマスクを固定．
親指と人差し指で「C」を作りマスクを，
残り3本指で下顎を押さえ，マスクを密
着させる

- 換気の中断をできるだけ最小限にすることがポイント．換気がきちんと行えなかった場合，気道確保を再度行い換気するが，最大2回まで（失敗しても2回で終了）
- 過換気はROSC率，生存率が低下してしまうため，換気は胸が挙上する程度に

図5　AED使用のポイント

- AEDによるショックが行われた後，心電図は正常洞調律に戻ることはない．ショック後はただちに胸骨圧迫を開始する
- ショックの適応となる心電図はVT，VFのみ．ショックが不要とガイダンスが流れたらすぐに胸骨圧迫を再開する

VF
ventricular fibrillation，心室細動．心室筋が無秩序に興奮し，不規則に収縮する状態．心室が十分収縮できず，心室からの血液駆出はほとんどなくなるため，数分間の継続で死に至る．

VT
ventricular tachycardia，心室頻拍．心電図上規則正しい幅の広いQRS波が続く頻拍．無症状のものから，動悸，めまい，失神，心室細動へ移行して突然死をきたす例まで多彩．

　心電図の解析やショックを与えるときは，患者から離れる（胸骨圧迫が中断される）必要があります．ショックを実施する際は，患者の体にほかの救助者が触れていないか十分に安全を確保したうえで実施します．

＊

　以上が基本的なBLSの流れになります．BLSは，患者が声を出した，体が動き出したなどの反応がみられたときや，ALSプロバイダーが到着するまでは中断してはいけません．
　救命の連鎖はどのステージが欠けても成立しません．皆さんが行っている蘇生行為が命をつなげるバトンになるということをしっかり認識して，万一遭遇した場合でも適切に対処できるよう，日ごろから訓練を行いましょう．

（奥山広也）

引用・参考文献
1) 日本蘇生協議会，日本救急医療財団監：JRC蘇生ガイドライン2010．へるす出版，p.50，2011．
2) American Heart Association：心肺蘇生と救急心血管治療のためのガイドラインアップデート2015ハイライト．p.13，2015．

21 急変時の薬剤

急変時に使用される薬の種類と使われ方を理解している

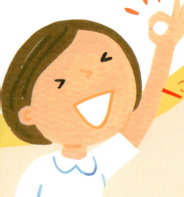

これで合格点！ポイント

- ☑ 輸液の特徴と急変時に選択される輸液がわかる
- ☑ 急変時に使用される循環作動薬の種類と使用の適応がわかる
- ☑ 抗不整脈薬の種類と適応がわかる

　急変時に使用する薬剤は，強心薬や昇圧薬などの循環作動薬をはじめ，体に対する薬剤効果が非常に大きいものが多くあります．急変時という緊迫する場面だからこそ，安全に患者の命を救うために，使用される薬剤の特性を理解し，使用する必要があります．

　本稿では，急変時に使用される輸液，循環作動薬，抗不整脈薬の特徴や使い方を紹介します．

急変時に使用される輸液

　体液管理を考える際，体液の基本特性を理解する必要があります．体液は，体内で細胞内液（ICF）と細胞外液（ECF）に分かれており，ECFはさらに血管内液と組織間液に分かれています．ICFとECFは細胞膜で区分されており，浸透圧の差を利用して水分の調整を行っています．輸液製剤は，目的に応じて組成を考慮し選択されることになります．

　急変時，人間の体内の中では恒常性が破綻しており，体液のバランスが崩れていることが多くあります．とくに循環が維持されていないときは輸液を行います．初期診療や急変時に用いられる輸液は，急速に滴下する場合もあるため，水分の過剰負荷，高血糖，電解質異常が問題となります．

> **ECF**
> extracellular fluid，細胞外液．血管内の液性成分である血漿と血管外の組織細胞間にある間質液を合わせたもの．体液の1/3（33%）を占める．その内訳は，血漿（血管内）に25%，間質液に75%となっている．
>
> **ICF**
> intracellular fluid，細胞内液．細胞内に存在する体液．全水分量の約2/3（67%）を占める．

88　Part 2　急変対応がわかる

また，患者の状況によってはどのような疾患があるのかわかりません．そのため，細胞外液の組成に近い等張液（生理食塩液）やリンゲル液，乳酸リンゲル液，酢酸リンゲル液，重炭酸リンゲル液を使用します．リンゲル液は，緩衝作用を持つ重炭酸イオン（HCO_3^-）が含まれておらず，大量に投与すると希釈性アシドーシスを引き起こすため注意が必要です（図1）．

図1　初期診療で使われる輸液

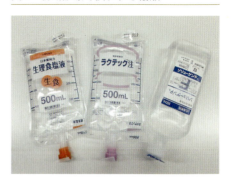

急変時に使用される循環作動薬

急変時（心停止や循環不全に陥った場合）によく使用される循環作動薬を紹介します．

1 アドレナリン（アドレナリン注0.1％シリンジ，ボスミン®）

アドレナリンはカテコールアミン系の薬剤で，心筋収縮力の増加，心拍出量の増加，強い強心作用，血管収縮による昇圧作用，気管支拡張作用を示します．非常に強い強心作用を有しますので，主に心停止時の蘇生に使用されます．

心停止時の薬剤投与は，リズムチェック後すみやかに投与し，次回投与を3〜5分ごとに行わなければなりません（図2）．投与した際は必ず生食などで後押しし，確実に静脈内に投与するようにしましょう（図3）．

図3　アドレナリン注0.1％シリンジ，ボスミン®

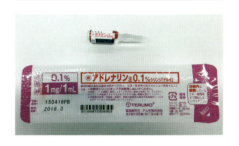

図2　心停止アルゴリズム

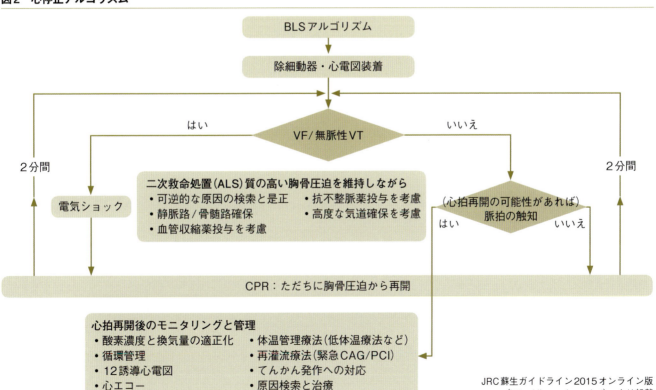

JRC蘇生ガイドライン2015オンライン版
（http://jrc.umin.ac.jp/）．より転載

2 ドパミン塩酸塩(カタボン®, イノバン®)

ノルアドレナリンの前駆体であり, 主に血圧が低いときに用いられます. ドパミン受容体をはじめβ_1・β_2およびα受容体に対して刺激作用を有し, 用量依存で作用が異なります. 低用量で腎血流量の増加, 中等量では心拍数, 心拍出量の増加, 高用量では末梢血管を収縮させ血圧を上昇させる働きをしますが, 低用量での腎血流量の増加に対するエビデンスは乏しいとされています.

高用量で使用する際は, 心臓へのβ刺激作用が強まり心室性の不整脈を引き起こす可能性があります. 重症な患者では, シリンジ交換などの一時的な流量変動が循環動態に大きく影響するので注意が必要です(図4, 表1).

3 ドブタミン塩酸塩(ドブポン®, ドブトレックス®)

β_1受容体に直接作用して心筋の収縮力を増強させる働きがあります. 低心拍出量患者に用いられ, 利尿薬や血管拡張薬では効果が得られない心不全ではとくに効果を発揮します.

一方で, 心筋収縮力を増大させますが, 心筋酸素需要も増加し心筋虚血を増加させるため注意が必要です. β遮断薬を使用している患者には効果が抑制されることがあります(図5).

4 ノルアドレナリン(ノルアドリナリン®)

$\alpha+\beta$受容体刺激薬で, α作用優位で強力に血管を収縮させます. 末梢血管が拡張し, 血液分布異常性ショックに陥るような敗血症性ショックや心原性ショックなどで用いられます.

血圧を上昇させますが, 心拍数および心拍出量はほとんど変化しません. 敗血症では腎血流量の低下は保たれるとされていますが, それ以外の症例では腎虚血や腸管虚血に注意する必要があります. 血管外に漏出すると壊死をきたす場合があります(図6).

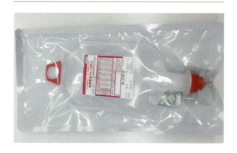

図4 カタボン®

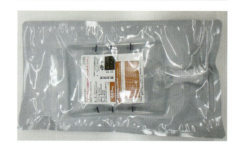

図5 ドブミン®K

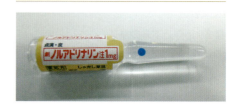

図6 ノルアドリナリン®

表1 カテコールアミンの薬理作用の特徴

薬剤	投与量(γ)	薬理作用	心収縮力	心拍数	末梢血管収縮	腎血流	不整脈誘発
塩酸ドパミン	1～20	ドパミン受容体(低用量) β_1(中用量) α_1(高用量)	+++	++	+++	++	++
塩酸ドブタミン	1～20	β_1	++++	+	+	+	+
ノルエピネフリン	0.01～0.10	α_1	+	0	++++	0	+++

急変時に使用される抗不整脈薬

次に，急変時（いわゆるVTやVF，高度の徐脈時）に使用される抗不整脈薬を紹介します．

1 硫酸アトロピン

（硫酸アトロピン，アトロピン注0.05％シリンジ）

抗コリン作用によって副交感神経の働きを抑制させます．急変時は高度徐脈や有機リン中毒などに使用されます．

抗コリン作用があるため，緑内障の患者への使用は禁忌です．また心筋梗塞に伴う徐脈の患者では迷走神経遮断効果が過剰になり，心室頻拍や細動を起こす可能性があるため注意しましょう（図7）．

2 アミオダロン塩酸塩（アンカロン®）

VTやVFなどの心室性不整脈に使用されます．β遮断作用による陰性変力作用や催不整脈性がないこと，血管拡張作用を持つことなど心不全にも効果があるとされています．

ALSの2次救命処置における抗不整脈薬としても使用されます．使用時に血圧低下や心拍数の低下を認めることがあるので注意しましょう（図8）．

3 ニフェカラント塩酸塩（シンビット®）

アミオダロン同様，心室性の不整脈に使用する薬剤です．アミオダロンとは異なり，陰性変力作用，陰性変時作用は認めない，いわゆる心臓の収縮力は落ちないため血圧低下しにくいとされています．しかし，投与量によってQT時間が延長し，トルサード・ド・ポアンツ（TdP）という心室性不整脈を起こす可能性があるため，QT時間の確認をする必要があります．QTcを0.45～0.5で管理します（図9）．

急変時に使用される薬剤は，その状況によってさまざまあります．今回は循環不全に陥った場面で使用する薬剤の代表的なものを紹介しましたが，救急カートの中にどのような薬剤が常備されているのか，その薬剤はいつどのタイミングで使用するのかを確認しておくことが合格点になるかもしれません．

（奥山広也）

※図1および3～9は，筆者の施設で使われている輸液・薬剤の一例です．あくまでも急変時に使用される薬剤の一例ですので，選択・使用の際は，各々の施設の方法に従って使用してください．

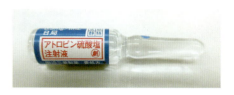

図7　アトロピン硫酸塩

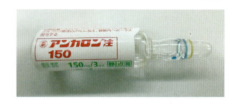

図8　アンカロン®

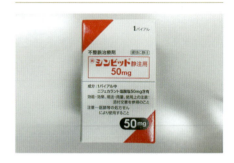

図9　シンビット®

TdP
torsades de pointes，トルサード・ド・ポアンツ，一過性の心室細動様心室頻拍．

引用・参考文献
1) 日本蘇生協議会，日本救急医療財団監：JRC蘇生ガイドライン2010．へるす出版，p.50, 2011.
2) 佐伯悦彦：急変時に使用する薬剤と注意点．Nursing Today，23(6)：116-123, 2008.
3) 小林修三ほか編：救急・ICUの体液管理に強くなる一病態生理から理解する輸液，利尿薬，循環作動薬の考え方，使いかた．羊土社，p.40-48, p.74-80, 2015.
4) 石松伸一：輸液製剤と輸液量の決め方．重症集中ケア，8(4)：18-20, 2009.
5) 森脇龍太郎ほか：呼吸・循環不全を改善する薬剤の使い方，注意点など．レジデントノート，6(11)：1405-1409, 2005.
6) 山本裕夏ほか：根拠がわかる！見直せる！循環器ケア・検査・薬剤・急変対応の振り返りチェックリスト．HEART nursing，24(10)：34-41, 2011.
7) American Heart Association：心肺蘇生と救急心血管治療のためのガイドラインアップデート2015ハイライト．p.13, 2015.

22 デバイス

急変対応で使うデバイスを知っている

これで合格点！ポイント

- ☑ 緊急時に粘性の高い分泌物の吸引に優れた吸引カテーテルについて理解しておく
- ☑ 緊急気管挿管時に使用する安全なチューブ固定器具の特徴とポイントがわかる
- ☑ 換気評価の指標となるデバイスの意味を理解し急変時の対応に活かしている

吸引時のデバイス

吸引時，通常は軟性のカテーテルを用いますが，急変時に口腔内の異物や粘性の高い貯留物（食物残渣や血餅など）が確認できる場合は，硬性のカテーテル（ヤンカーサクションチューブなど）が適します（**図1**）．

硬性のカテーテルは軟性のカテーテルに比べ形状が硬く曲がりにくく，さらに噛んで吸引が行えなくなる可能性は低いです．

図1 ヤンカーサクションチューブ

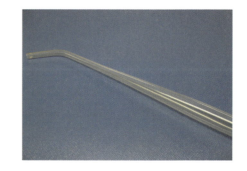

挿管チューブ固定に用いるデバイス

心肺蘇生時は，挿管チューブが抜けないよう固定する必要があります．テープによる固定が一般的ですが，患者の状態に応じて固定器具を用いた方法があります（**表1**）．

緊急時はできるだけ短時間かつ安全で確実な方法を選択する必要があります．

表1　気管チューブの固定器具

固定器具	特徴	ケアのポイント
トーマスチューブホルダー	・すばやく確実に固定できるため緊急時に活用しやすい ・使用期間：24時間以内 ・バイトブロックを同時に装着できる ・口腔のほとんどがふさがれるため口腔の観察やケアがしにくく皮膚障害を起こしやすい	・24時間以上の挿管管理が必要な場合は固定テープなどに変更する ・皮膚障害の有無の観察
アンカーファスト	・ハイドロコロイド皮膚保護材を使用しているため、熱傷など皮膚の脆弱な患者にも有用 ・使用期間目安：4〜7日 ・バイトブロック機能がない ・気管チューブの左右への移動が可能 ・口腔ケアが容易	・皮膚保護材部の溶け・剥がれ、皮膚障害の有無の観察 ・圧迫による皮膚や唇の損傷を避けるために気管チューブを定期的に移動させる

気管挿管時の安全確保のためのデバイス

1 カプノメータ

生体情報モニタの1つにカプノメータがあります．心肺蘇生時におけるカプノメータは，①挿管後のチューブの位置確認，②有効な胸骨圧迫が行えているか，③心拍再開について評価するデバイスの1つとして有用です．

カプノメータは，呼気終末二酸化炭素濃度（E_TCO_2）を測定することで換気を評価できます．人工呼吸器回路にセンサーを取りつけることでモニタリングが可能となります（図2）．

E_TCO_2の経時的変化を波形に表したものをカプノグラムといい，正常波形は4相から構成されます（図3-①）．E_TCO_2の波形から異常を予測し，循環・代謝のアセスメントを行うことができます．近年はE_TCO_2測定の有用性が注目されています．

2 チューブの位置の確認

気管チューブは，誤って食道へ挿入されることがあります．位置確認は，胸部X線写真で確認しますが，時間を要します．そこで，カプノメータを用います．食道挿管の場合は呼気中にCO_2は排出されずカプノメータ波形は認められないことから，カプノメータでチューブの位置確認ができます（図3-②）．

E_TCO_2
end-tidal CO_2，呼気終末二酸化炭素濃度

カプノメータ
E_TCO_2測定装置．換気を評価でき，呼吸抑制を早期に発見することができる．最近では，気管挿管患者だけでなく酸素投与下でも使用できるカプノメータもあり，急変の予測に活かすことができる．

図2　カプノメータ

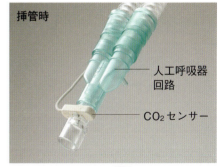

挿管時
人工呼吸器回路
CO_2センサー

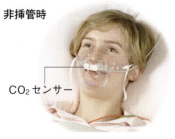

非挿管時
CO_2センサー

図3 カプノグラム

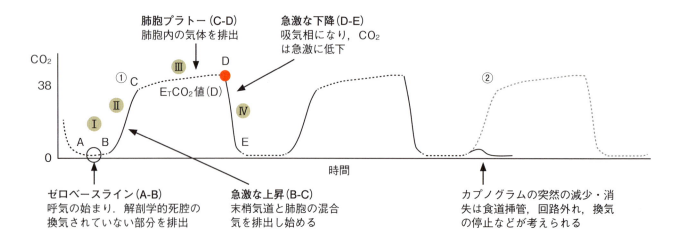

3 胸骨圧迫の有効性や心拍再開の指標

心停止時は，肺血流がないため呼気中にCO_2は排出されませんが，胸骨圧迫や心拍の再開により肺血流が増えるとCO_2が呼出されます．そのため，カプノメータにより心肺蘇生時の肺血流量の評価ができます．

（大木貴美子）

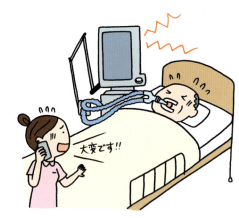

MEMO

引用・参考文献
1) American Heart Association著：ACLSプロバイダーマニュアルAHAガイドライン2005準拠日本語版．バイオメディスインターナショナル，2007．
2) 露木菜緒：テープ以外のデバイスを使った固定方法は？．新人工呼吸ケアのすべてがわかる本（道又元裕編），照林社，p.90-191，2014．
3) 尾野敏明：二酸化炭素濃度．新人工呼吸ケアのすべてがわかる本（道又元裕編），照林社，p.58-59，2014．
4) 瀬名波栄克：カプノメータ．重症集中ケア，6(4)：73-80，2007．
5) 一般社団法人 日本蘇生協議会：JRC 蘇生ガイドライン2015 オンライン版．2015．

23 報告方法

Part 2 急変対応がわかる

急変発生時の今どきの報告方法を知っている

これで合格点！ポイント

- ☑ I-SBAR-C について知っている
- ☑ I-SBAR-C のそれぞれの意味を理解している
- ☑ I-SBAR-C を使って報告することができる

急変は，誰しも予測を超えた状況の中で生じていることが多いと思います．そのなかで，目の前で起こっている状況を医師に伝えるとき，何をどのように伝えたらよいか迷ったことがあるのではないでしょうか．

状況を詳しく伝えようと思うと，いらない情報まで報告することになり，本当に伝えたいことが不明瞭になります．また，端的に伝えすぎても，患者の状況を把握することができなくなります．

急変の場合は，限られた時間で本当に必要な情報や緊急性を端的に相手に伝えることが非常に重要です．本稿では，コミュニケーションツールの1つとして，I-SBAR-C（アイエスバーシー）というツールを紹介します（**表1**）．

表1　I-SBAR-C

I	Identify	自分と患者の名前
S	Situation	状況
B	Background	状況の背景
A	Assessment	判断
R	Recommendation	要望・要請
C	Confirm	復唱

I-SBAR-C って何？

目の前で起こっていることを医師に端的明瞭に伝える方法として，I-SBAR-C*というコミュニケーションツールがあります．

①I：Identify/自分と患者の名前

ここでは，自分と患者の名前を相手に伝えます．

急変のときには焦って自分や患者の名前を言い忘れることがあります．どこで誰が急変しているのか伝えることは大切です．「○○病棟の△△です．（患者名）さんなのですが」のように伝えます．

②S：Situation/状況

患者の状況について伝えます．ここでは，相手にいちばん伝えたい内容から伝えることが重要です．「急変です」「ショック状態です」といったような内容を

＊：I-SBAR-Cとは「I：Identify/自分と患者の名前を名乗る」「S：Situation/状況」「B：Background/状況の背景」「A：Assessment/判断」「R：Recommendation/要望・要請」「C：Confirm/復唱」のことです．

―急変発生時の今どきの報告方法を知っている―　95

伝えます.

そのあとに，患者評価の中で必要な情報を相手に伝えます．患者評価の内容をすべて伝えようとすると，何が大切なのか伝わりにくくなるため取捨選択することが必要です.

③B：Background/状況の背景

患者の経過を端的に伝えます．現在治療中の疾患や投与中の薬剤，術後であれば術後経過なども伝えます.

患者の急変時には，Situation/状況の内容以外に関連する症状を伝えてください．たとえば，冷感や顔面蒼白，呼吸に関することなどが挙げられます.

④A：Assessment/判断

ここでは，「○○の可能性があります」「緊急を要する状況だと思います」のようにSituation/状況とBackground/状況の背景の情報をふまえて，自分自身の状況評価の判断を相手に伝えます．状況によっては「ちょっと心配です」といった自分の思いを告げてもよいと思います．緊急を要する状態か，そうでないかの判断も可能なら行うのがよいと考えます.

⑤R：Recommendation/要望・要請

「すぐに来てください」「何かしておくことはありますか」など，相手にしてほしい内容を伝えます.

⑥C：Confirm/復唱

指示の内容を復唱して，指示内容を確認することです.

急変時には，さまざまな指示が口頭で行われるため，ミスを防ぐためにも復唱を行い確認することは大切なことです．また，復唱時には指示内容を記入することも大切です.

I-SBAR-Cを使用した報告の実際

これらの情報より，吐血による出血性ショックが考えられました．そのため，医師にI-SBAR-Cを用いて報告を行います．皆さんならどのように報告を行うでしょうか？ I-SBAR-Cに当てはめて確認してみましょう.

*

本事例の場合，バイタルサイン測定後に報告を行っていますが，状況によってはバイタルサインがそろう前に報告を行わないといけない場合もあります.

ここで大切なのは，患者の緊急性や重症度をいかに正確に伝えるかということです．急変時だけI-SBAR-Cを使おうと思うとうまく相手に伝えることができないため，ふだんからI-SBAR-Cを使って報告する癖をつけるのも，上達の近道かもしれません．また，I-SBAR-Cを使うことにしばられてうまく伝えることができないこともあるので，これを参考にしながら，個々の患者の健康状態の問題を整理整頓し，優先順位を判断して伝えられるとよいでしょう.

（中田 健）

（事例）

A氏　80歳　女性
消化管出血にて入院中，吐血したとナースコールあり（膿盆に多量に吐血あり）.

【患者評価】

- 意識レベル：JCS I 桁・ぐったりしている
- 血圧：70/40mmHg（橈骨動脈触知弱い）
- 脈拍：100回/分
- 呼吸数：30回/分
- 努力呼吸なし
- SpO₂：93％
- 四肢末梢冷汗あり
- 顔面蒼白あり

I：「○○病棟の△△です．Aさんですが」
S：「吐血されて血圧が70mmHgと低下しており現在ショック状態です」
B：「顔面蒼白で，四肢末梢冷汗も認めます」
A：「ショック状態と考えます」
R：「至急診察をお願いします．来られるまでに何か行っておく処置や検査がありますか？」
C：「輸液を□□に変えて全開で投与，酸素5L/分で開始ですね」

引用・参考文献

1) 米国集中治療医学会(SCCM)編，FCCS運営委員会 JSEPTIC(日本集中治療教育研究会)監：FCCSプロバイダーマニュアル（第2版），メディカル・サイエンス・インターナショナル，付録，p.1-7, 2013.
2) 荒井直美ほか：特集 絶対おさえたい 急変時の極意 急変対応，まずはここから！．エキスパートナース，31(4)：91-146, 2015.
3) 庄田亜里沙ほか：三次評価と報告方法（I-SBAR-C）．呼吸器・循環器達人ナース，34(6)：75-79, 2013.
4) 栗原亜希子：利尿剤，強心剤，血管拡張剤などの指示受け，投与する上での留意点は？．重症集中ケア，13(5)：47-53, 2014.
5) 清水敬樹ほか編：納得！実践シリーズ ICU看護パーフェクト．羊土社，p.256-257, 2013.

24 検査

Part 2 急変対応がわかる

急変時の検査の種類と方法がわかる

これで 合格点！ポイント

☑ 急変時にオーダーされる検査を知っている

☑ オーダーされる検査の意味がわかっている

☑ 検査方法を理解している

急変時には，患者がなぜ急変したのか原因を検索する必要があります．原因検索を行う中で，医師からさまざまな検査のオーダーが出ます．医師がオーダーした検査を，何の目的で行っているのか知っておく必要があります．

本稿では，急変時にオーダーされる検査の種類やその意味・検査方法について解説します．

急変時にオーダーされる検査の種類

オーダーされる検査には，血液検査（血球算定検査・血液生化学検査・凝固線溶系・血糖値・免疫系），動脈血ガス分析，12誘導心電図などがあります．そのほかにも，X線写真やエコー検査などあらゆる検査があります．

検査の内容については，患者の状態に応じて医師によって選択され検査が行われます．

1 血液検査

急変時のみならず，日々の患者の状態をアセスメントする1つの検査として，血液検査があります．血液検査では，感染徴候や血球の変化，電解質，凝固線溶系などさまざまな内容について検査します．検査値の正常・異常を評価することで，現在の状態をアセスメントする1つの指標となります．

検査項目の一例を**表1**に示します．

WBC
white blood cell，白血球

RBC
red blood cell，赤血球

Hb
hemoglobin，ヘモグロビン

Ht
hematocrit，ヘマトクリット値，赤血球容積率．全血液中に占める赤血球の容積を％で表したもの．

—急変時の検査の種類と方法がわかる— **97**

表1　血液検査

検査項目		基準値（参考）		病態・要因
白血球数	白血球数（WBC）	4,000 〜 9,000/μL		感染症，血液疾患，薬物による影響
赤血球数系	赤血球数（RBC）	男性	410 〜 530万/μL	貧血・多血症
		女性	380 〜 480万/μL	
	ヘモグロビン濃度（Hb）	男性	14.0 〜 18.0g/dL	
		女性	12.0 〜 16.0g/dL	
	ヘマトクリット値（Ht）	男性	40 〜 48％	
		女性	36 〜 42％	
凝固・線溶系	血小板数（PLT）	13 〜 41×104/μL		血小板増加症，白血病，肝硬変，DIC等
	プロトロンビン時間（PT）	PT活性%	80 〜 130％	
		PT-INR	0.9 〜 1.1	
	活性化部分トロンボプラスチン時間（APTT）	30 〜 40秒		血友病，重症肝障害，DIC
	フィブリノーゲン（Fib）	150 〜 400mg/dL		重症肝疾患，DIC，感染症，悪性腫瘍等
	フィブリノーゲン・フィブリン分解産物（FDP）	5μg/mL未満		DIC，肝硬変，劇症肝炎，悪性腫瘍，血栓症，消化管出血，ショック等
	Dダイマー	1μg/mL以下		
電解質	ナトリウム	136 〜 145mEq/L		水分不足，利尿薬投与，嘔吐，下痢，多汗，内分泌異常
	カリウム	3.6 〜 4.8 mEq/L		
	クロール	96 〜 108 mEq/L		
	カルシウム	8.7 〜 10.3 mEq/L		
	マグネシウム	1.5 〜 3.0 mEq/L		
タンパク質代謝産物	アンモニア	12 〜 66μg/dL		意識障害，肝機能障害
	血中尿素窒素	8.0 〜 20.0mg/dL		腎機能障害，循環血液量減少，組織タンパク異化亢進等
	血清クレアチニン	0.60 〜 1.10mg/dL		
酵素	AST（GOT）	10 〜 40U/L		肝疾患，胆道系疾患，心疾患，骨格筋疾患等
	ALT（ALT）	5 〜 42U/L		
	LDH	120 〜 240U/L		
	ALP	110 〜 350U/L		肝・胆道系疾患
	アミラーゼ	35 〜 125U/L		急性膵炎，閉塞性疾患
	CK	男性	40 〜 200U/L	心疾患，筋疾患，外傷，甲状腺機能低下/亢進
		女性	40 〜 165U/L	
血糖	血糖	80 〜 110mg/dL		

PLT
platelet，血小板

PT
prothrombin time，プロトロンビン時間．外因系凝固因子とフィブリノーゲンの欠乏状態をみる検査法．

APTT
activated partial thromboplastin time，活性化部分トロンボプラスチン時間．出血傾向の診断のための検査．

Fib
fibrinogen，フィブリノーゲン

FDP
fibrinogen degradation products，フィブリノーゲン分解産物．血管内のフィブリンおよび血中のフィブリノーゲンがプラスミンによって分解された産物の総称．DICの診断の指標．

Dダイマー
フィブリンがプラスミンによって分解された生成物．

GOT
glutamic oxaloacetic transaminase，グルタミン酸オキサロ酢酸トランスアミナーゼ．ASTともよばれる．

ALT
alanine aminotransferase，アラニンアミノトランスフェラーゼ．肝機能の指標の1つ．

LDH
lactic acid dehydrogenase，乳酸脱水素酵素．肝臓や腎臓，心筋，骨格筋，赤血球などに多く含まれる，ピルビン酸を乳酸に変換する酵素．

ALP
alkaline phosphatase，アルカリホスファターゼ．腎臓，生体の細胞膜に広く分布する酵素．とくに肝・胆道系疾患，骨肉腫など骨芽細胞が増殖する疾患，妊娠などで血清中に増量する．

CK
creatine kinase，クレアチンキナーゼ．心筋，骨格筋，平滑筋，脳細胞などに含まれている酵素．

図1 動脈血ガス分析の目的と基準値

【目的】
- ガス交換能の把握と障害機能の予測
- 換気能の把握
- 酸塩基平衡の把握
- 全身状態の把握

【基準値】

検査項目	基準値（参考値）	意味
pH	7.35～7.45	血液の酸性・アルカリ性を示す
PaO_2	100－（年齢×0.3）mmHg	血漿に融解している酸素の割合
$PaCO_2$	35～45 mmHg	肺で排出できる酸
SaO_2	95％以上	Hbに結合している酸素の割合
HCO_3^-	22～26mEq/L	塩基の代表．肺で排出できない酸を中和するのに使われる
BE	－2～＋2	$PaCO_2$を40mmHgに変化させた場合のHCO_3^-
Lac	0.5～1.6mmol/L	組織の低酸素による嫌気性代謝で産生される．加療後低下しない場合は，組織虚血が持続していることを示す

図2 12誘導心電図

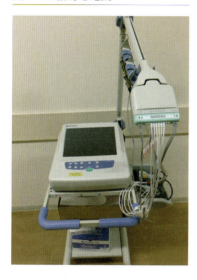

図3 血清カリウム値変化による心電図変化と緊急度

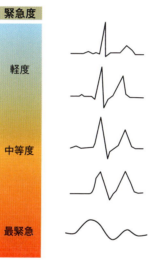
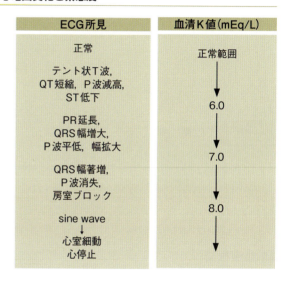

2 動脈血ガス分析

動脈血ガス分析検査を行うことで，呼吸機能，酸塩基平衡，電解質，血糖値を評価することができます．

クリティカルケア領域では，動脈圧ラインが挿入されている場合もあり，検査を行う頻度は多いと思います．動脈血ガス分析で患者の重症度が把握できるので，よく使用される検査の1つです（図1）．

3 12誘導心電図

急変時には，ベッドサイドモニタを使用することもありますが，心電図を詳しく検査したい場合は，12誘導心電図が必要になります（図2）．

12誘導心電図検査を行うことで心臓をあらゆる角度から評価することができるため，急性冠症候群（ACS）の場合には梗塞部位の推測を行うことができます．また，電解質異常の場合にも心電図上で変化を認める場合があり，必要に応じて検査を行います（図3）．

ACS
acute coronary syndrome，急性冠症候群．冠動脈の壁にできた粥状硬化病変（冠動脈プラーク）が破綻して血栓が生じ，冠動脈内腔が閉塞して発症する症候群．

BE
base excess，塩基過剰．血性1LのpHを7.4にするために必要な酸またはアルカリの量．代謝性因子の状態を示す指標．

DIC
disseminated intravascular coagulation，播種性血管内凝固症候群

Lac
lactic acid，乳酸

図4 採血スピッツ

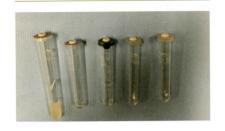

図5 動脈血ガス分析

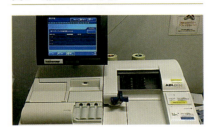

図6 動脈血ガス分析専用シリンジ

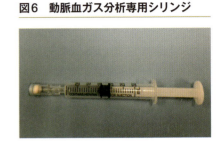

図7 電極の装着部位（四肢）

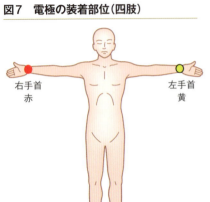

図8 電極の装着部位（体幹）

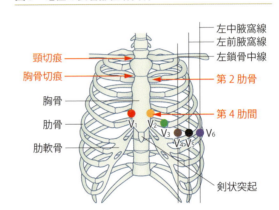

検査の方法

1 血液検査

採血に適した血管には，上肢なら尺側正中皮静脈・尺側皮静脈・橈側皮静脈，下肢なら大伏在静脈・小伏在静脈等があります．急変時は，血管の走行などが確認しやすい上肢の血管を選択するとよいです．検査の内容によって採血スピッツが異なるため，必要に応じてスピッツを選択します（図4）．

2 動脈血ガス分析

医師により，専用のシリンジを用いて動脈採血が行われます．専用のシリンジで採血を行った後は，気泡を除去しすみやかに検査を行うことが望ましいです．

長時間の検体保存を行うことで，代謝によりPaO_2や$PaCO_2$，血糖値，乳酸値が変化する場合があるため注意が必要です（図5，6）．

3 12誘導心電図の電極装着部位

12誘導心電図検査を行う場合には，図7，8のように各電極を装着し検査を行います．

（中田 健）

引用・参考文献
1) 道又元裕監：先輩おしえて！ICUナースの検査値の読み方．日総研，2014．
2) 本田孝行編：ズバッと読み取る！検査値アセスメント 検査値のここ見て 9項目．エキスパートナース，31(12)：17-67，2015．
3) 道又元裕編：クリティカルケアにおける看護実践 ICUディジーズ．学研メディカル秀潤社，p.92，2014．
4) 岡庭豊：病気が見える 循環器疾患．MEDIC MEDIA，p.31-32，2006．

Part 3
ドレーン管理がわかる

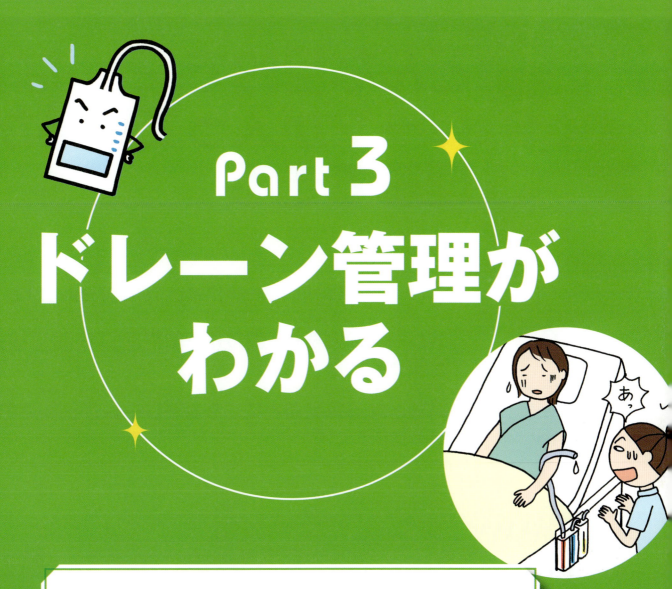

本書の使いかた　その3

☆合格ポイント156を確認

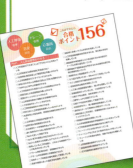

p.168 ～ p.170には，それぞれの項目の
「これで合格点！」のポイントがまとめてあります．
現在の達成度と課題を確認しましょう．

➡ p.127に続く

25

ドレナージの目的

どんな目的で,どんなドレーンが入っているか理解できる

これで合格点！ポイント

☑ ドレーンの「目的」「治療」「予防」「情報」がわかる

☑ ドレーンが必要な患者の「解剖生理」「病態」「術式」を知っている

☑ 対象となる患者ごとに,なぜドレーンが留置されているかがわかる

ドレーンの目的を知る

1 予防的ドレーン

　術後体腔内に滲出する血液・漿液・リンパ液を培地とした感染や膿瘍形成に対して予防効果を期待したドレーン,心臓手術後の心タンポナーデ予防の前縦隔ドレーンなど,貯留が予測される物質を排出することで,臓器圧迫や臓器障害を起こすリスクを回避するためのドレーンが予防的ドレーンです(**図1**).

> **心タンポナーデ**
> 心嚢内に血液がたまり,心臓が拡張期に十分拡張できなくなり,全身から心臓への血液還流が傷害された病態.

2 情報ドレーン

　術後早期の体腔内の出血や吻合部縫合不全などをいち早く認識し,対処するために留置されるドレーンです(**図1**).術後出血時の再手術の判断,輸血や補充輸液を開始する指標にもなります.一方,情報を得るためのドレーンは,感染の侵入門戸になりうることから,安易に留置しない,もしくは早期抜去が望ましいといわれています.

3 治療的ドレーン

　治療的ドレーンとは,すでに生じている術後の縫合不全,手術部位感染によ

る膿瘍などをドレナージするためのドレーンなどのことです(図1).ほかにも,髄膜炎,髄液漏,脳血管攣縮を治療(排液,灌流,薬剤投与)するための脊椎くも膜下腔ドレーンや,自然・緊張・開放性気胸,大量血胸など,胸腔に貯留する大気や血液などにより萎縮した肺の膨張を助けるための胸腔ドレーンなども,治療の意味合いがあります.

ドレーンを利用した治療法では,局所を洗浄したり,治療薬を投与するために使用することもあります.

ドレーンの対象となるのはどんな患者?

1 脳ドレーン

脳は,外側から頭皮,頭蓋骨,硬膜,くも膜,軟膜に覆われた頭蓋内で,脳脊髄液に浮かぶように厳重に守られています.頭蓋内の容積(脳,血液,髄液の3要素の和)は一定で,髄液と血液が緩衝剤となることで頭蓋内の平衡状態が保たれています.3要素のいずれかが増えて平衡状態が破綻すると,頭蓋内圧が亢進し,進行すれば脳ヘルニアが起こり,脳幹を圧迫して昏睡や脳死に至ります.

3要素のバランスが破綻するような疾患は,脳血管障害,脳腫瘍,外傷,水頭症,脳浮腫などがあります.ドレナージするものは,髄液と非髄液(血液など)の2種類が考えられます.

ドレーンの留置部位によって,硬膜外・硬膜下・脳室・脳槽・スパイナルドレーンなどとよばれます(図2).

脳ドレーンの多くは,緊急穿頭もしくは開頭手術によって挿入されます.ドレーンは脳室内の血腫,髄液排液による脳圧コントロール,脳血管攣縮予防,術後出血のモニタリング(情報)といった目的があり,脳圧コントロールを必要とする場合は,圧を管理するドレナージシステムが必要です.

2 胸腔ドレーン

胸腔は,肺と胸膜に囲まれた,隙間がわずかしかない陰圧の空間です.気胸

図1 ドレーンの役割

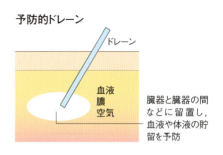
予防的ドレーン

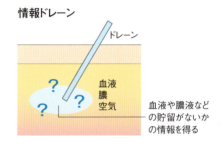
情報ドレーン

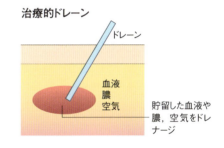
治療的ドレーン

図2 脳ドレーンの種類

脳室ドレナージ(側脳室前角へ留置)
硬膜外ドレナージ(頭蓋骨と硬膜の間へ留置)
硬膜下ドレナージ(硬膜とくも膜の間へ留置)
脳槽ドレナージ(くも膜下腔[脳槽]へ留置)

骨膜
硬膜
くも膜
くも膜下腔
軟膜
皮膚
頭蓋骨

側脳室
小脳

—どんな目的で,どんなドレーンが入っているか理解できる—

図3 胸腔ドレーンの挿入位置

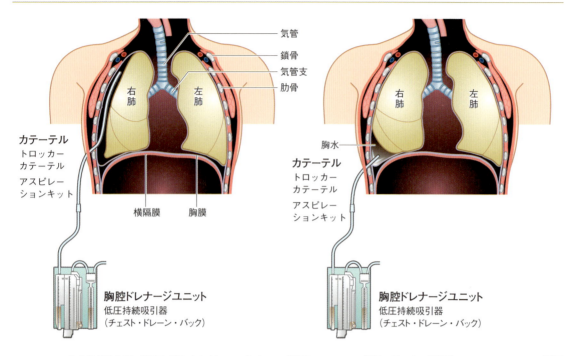

永井秀雄ほか編：臨床に活かせる ドレーン&チューブ管理マニュアル．学研メディカル秀潤社，p.46，2011．より引用

を起こすと，大気を胸腔に吸い込んでしまい，肺が十分に拡張することができなくなります．血液や胸水が大量に貯留する場合も同様です．その状態を放置すると，肺が萎縮することで換気障害が起こります．また，胸腔が過膨張すると，胸腔に囲まれた縦隔も圧迫され，縦隔内にある心臓の圧迫も起こり得ます．

この状態を回避するために，胸腔に貯留している物質を排出し，胸腔の陰圧状態を維持する必要があります．そのために，陰圧を持続させるドレナージシステムを用います（**図3**）．

胸腔ドレーンに期待する役割は，胸腔を生理的に正常な状態に維持するための治療，予防であり胸腔の状態を知るための情報ドレーンでもあるといえます．胸腔ドレーンは，呼吸や循環系への解剖・生理学的変化に直結することから，バイタルサインを含めた観察が必要となります．

3 心嚢・前縦隔ドレーン

心臓は心外膜に覆われ，縦隔内に位置しています．心外膜の内側には，心臓が滑らかに拍動できるよう少量の生理的心嚢液が貯留しています（**図4**）．この心嚢腔や縦隔に，出血や心嚢液が異常に増加した場合，心臓が貯留した液体によって圧迫されるため，十分に拡張することができなくなり，一回拍出量が減少します．このような病態を心タンポナーデといい，放置すると心停止を起こすことがあります．

心嚢ドレーンや縦隔ドレーンは，心臓手術時に留置される場合が多く，縦隔

図4 心嚢，心膜の構造

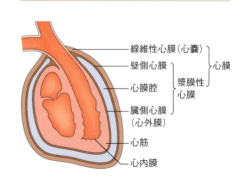

炎を起こすと死亡率が高いといわれています．これらのドレーンは，心臓手術後の出血量の観察，心タンポナーデの予防の役割があり，感染起因物質の排出などの治療的な目的があります．

心臓手術を受ける患者の多くは，術前からの抗血小板薬の内服や，体外循環の使用による凝固機能異常などにより，出血のハイリスク状態です．ドレーンの役割が機能しないことは，手術の成否にもかかわるため，出血量の増減や性状変化により注意が必要です．

4 腹腔ドレーン

肝胆膵，胃，消化管臓器手術，腎，膀胱，前立腺，子宮および付属器など腹腔臓器の手術の多くは，術後にドレーンを用います．腹腔（後腹膜，骨盤腔）に貯留するまたは貯留が予測される物質には，血液や膿，滲出液，消化液などがあります．

術後出血が持続する場合，体表面からの止血が困難であり，循環血液量減少性ショックへ進行する場合があります．バイタルサインとともに，腹腔ドレーンは再手術の判断材料になります．

肝障害やDIC（播種性血管内凝固症候群），血液疾患などがあり凝固因子が不足，または血小板の機能障害や減少がある場合，ドレーンからの出血量の変化に注意が必要です．

術式や合併症の発生率などから，手術時に腹腔に複数のドレーンを留置する場合があります．多くは腹腔の液体が貯留しやすい部位に，漏出またはその可能性がある消化液や，臓器管腔内物質の排液に期待して，ドレーンを留置します．

大腸穿孔による糞便性の腹膜炎や，下部消化管の切除再建手術，感染を起因とした炎症臓器の切除の際は，本来無菌である腹腔が，細菌を含む物質によって汚染する可能性があります．汚染の程度によっては，手術中の腹腔洗浄のみでは不十分であり，感染原因となりうる物質のドレナージが予防となる場合もあります．

DIC
disseminated intravascular coagulation，播種性血管内凝固症候群

ドレーンを留置している理由を理解する

患者のどこに何が貯留し，排出（ドレナージ）されなければどのような悪影響が及ぶのかという視点で，ドレーンを留置している理由を考えます．

ドレナージシステムは，陰圧をかけるもの，自然排出でよいもの，圧を調整できるものなどが選択されます．排出したい物質や目的によって，ドレーンの構造や素材などが選択されます．

（佐川亮一）

引用・参考文献
1) 濱本実也：ドレナージの目的 I．ドレーン管理に必要な基礎知識．インシデント事例から学ぶ 重症患者のドレーン管理（露木菜緒編），急性・重症患者ケア，2(4)：744-746，2013．
2) 栗本義彦：開心術後の縦隔炎 4章 Trouble Shooting. SICU pearls 外科ICUで困った時に開く本（讃井將満ほか編），p.337，中外医学社，2012．
3) 松島一英ほか：A 頭部外傷におけるMonro-Kellieの原理とは何か？．集中治療999の謎．（田中竜馬編），メディカル・サイエンス・インターナショナル，p.385，2015．

26 ドレーンシステムの種類

どんな種類のドレーンシステムか理解できる

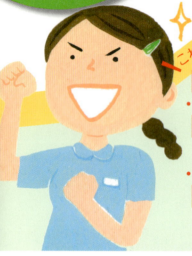

これで合格点！ポイント

- ☑ ドレーンの原理がわかっている
- ☑ 受動的ドレナージの方法として「開放式」「半閉鎖式」「閉鎖式」があることを知っている
- ☑ 能動的ドレナージの方法として「閉鎖式」があることを知っている

　ドレナージは，原理として毛細管現象やサイフォンの原理，重力を利用して体内から排液するもの(受動的)と，機械的に陰圧をかけて気体や液体を吸引するもの(能動的)があります(**図1**)．

　ドレナージに使用されるドレーンは，ドレナージシステムとしてキット化されているものと，ドレーン単体もしくはドレナージバッグや排液用ボトルを組み合わせて使用するものがあります．

図1　ドレナージの種類

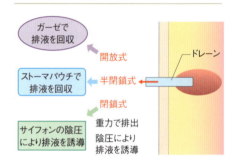

受動的ドレナージの原理

1 毛細管現象（毛管現象）

　細い管を液体の中に立てると，液体が管内を上昇して外部の液面より高くなったり，あるいは下降して低くなったりする現象です(**図2, 3**)．毛管とは，(毛のように)きわめて細い管のことをいいます．

　わかりやすい例では，布の一端を水に浸すと水が布を伝わって上昇する現象などがあります．

2 サイフォンの原理

　液体を高い位置にある出発地点と低い位置にある目的地点を管でつないで流すとき，管内が液体で満たされていれば，管の途中に出発地点より高い地点があっても，ポンプでくみ上げることなく流れ続ける現象です(**図4, 5**)．サイフォ

図2　毛細管現象

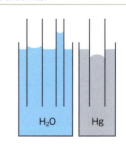

ンとは，ギリシャで「チューブ，管」という意味です．

　高い位置から低い位置へ液体で満たされた管があることでこの原理が働くので，排液バッグは出発地点より低い位置に置く必要があります．また，出発地点と目的地点の高低差があることで液体の移動する力が強まるので，高低差で液体を移動させる強さを加減することができます．

能動的ドレナージの原理

機械的に陰圧・吸引圧をかける

　陰圧や吸引圧をかける手段は，バルンの膨張力を利用したシステム，シリコンバッグの反発力，バネの弾性を利用してバッグを膨らませるもの，吸引装置を使用し吸引圧を調整できる装置などがあります（**図6**）．

ドレナージの様式

1 開放式

　ペンローズドレーンは，毛細管現象を利用して液体を吸い上げます．ドレーンの出口が外界と交通し，開放された状態で排液するので，開放式に分類されます．

　開放式は，ドレナージ効果が高い反面，逆行性に細菌の侵入経路となる可能性が高く，排液による皮膚トラブルの可能性が生じやすいです．また，排出した液体をガーゼなどに吸収させるため，排液量を把握する目的において，正確性はバッグなどに貯留させる場合に比べて劣ります．

2 半閉鎖式

　開放式のドレーンをドレーンパウチで覆い，外気との接触を軽減させ排液する方法が半閉鎖式です．開放式のドレナージ効果が高いというメリットを活かし，逆行性感染のリスクを低減できるメリットがあります．

　ドレーンパウチからは重力や高低差に従って液体を排液させるため，いずれも受動的ドレナージ法です．

3 閉鎖式

　閉鎖式のドレナージ法では，ドレーンから排液バッグや排液ボトルまで，外気に触れることなく目的の液体や気体を排出させることができます．そのため，外界からの細菌侵入のリスクは，開放式，半閉鎖式よりも低くなります．

　サイフォンの原理を利用して排液する場合は受動的なドレナージですが，陰圧をかけられるバッグやシステムを利用する場合は，能動的ドレナージ法に分類されます．ドレーンから排液バッグ・ボトルまで陰圧や吸引圧をかけることで，

図3　SILASCON® ペンローズドレーン

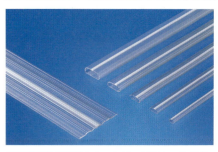

毛細管現象を利用したペンローズドレーンには，毛管で囲んだ管状になっているもの，内腔のないフィルム形状のもの，毛管の並んだ多孔型のフィルムのものなどがある．

SILASCON® ペンローズドレーン
http://www.kaneka-med.jp/products/silascon/sd-001/

図4　サイフォンの原理

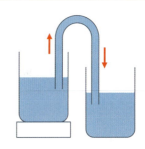

図5　SILASCON® 脳室ドレナージ回路

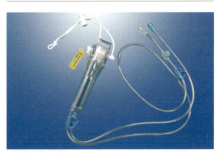

http://www.kaneka-med.jp/products/silascon/sa-004/

—どんな種類のドレーンシステムか理解できる—

図6 ポータブル低圧持続吸引システム

a. J-VAC® サクション リザーバー バルブ型

b. J-VAC® サクション リザーバー スタンダード型

c. SBバック

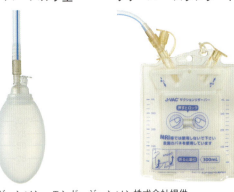
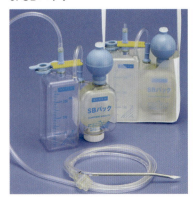

ジョンソン・エンド・ジョンソン株式会社提供　　　住友ベークライト株式会社提供

d. チェスト・ドレーン・バック

e. Thopaz™* トパーズ電動式低圧吸引器

f. 電動式低圧吸引器 メラ サキューム

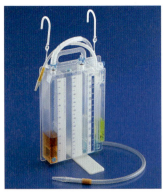
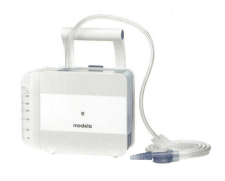
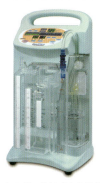

住友ベークライト株式会社提供　　　日本コヴィディエン株式会社提供　　　泉医科工業株式会社提供

ドレーン内の排液の逆流を防ぎ，さらには細菌による逆行性感染のリスクをさらに低減することが期待できます．

　機械的な陰圧・吸引圧によって，体腔のドレーンが組織に吸着し臓器を傷つけることのないように，シリコンなどの軟らかい材質で，かつ体内で屈曲・閉塞を起こしにくい構造など，工夫されたドレーンが各社から提供されています（図7）．

（佐川亮一）

図7 ドレーンチューブ ブレイク®の種類

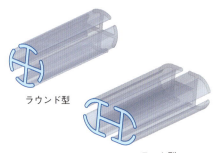

ラウンド型

フラット型

引用・参考文献
1) 濱本実也：ドレナージの目的．I．ドレーン管理に必要な基礎知識．インシデント事例から学ぶ 重症患者のドレーン管理（露木菜緒編），急性・重症患者ケア，2(4)：744-746，2013

※J-VAC®は，ジョンソン・エンド・ジョンソン株式会社の登録商標です．

27 ドレーン固定

Part 3 ドレーン管理がわかる

ドレーン固定方法がわかり，抜けない・取れない・侵襲の少ない工夫ができる

これで合格点！ポイント

- ☑ 患者の状態に合わせたテープを選択できる
- ☑ ドレーンが抜けない固定方法がわかる
- ☑ ドレナージを有効に行うための回路と排液バッグの固定方法がわかる

　ドレーン挿入中の患者は，ドレーンに注意しながら，安静度に応じてADLを拡大できるよう援助する必要があります．そのためには，予定外抜去を防止し，患者の負担にならないようなテープ固定のポイント，ドレナージが有効に行われるような固定方法について理解することが重要です．

固定テープの選択

　患者の皮膚は，発汗による湿潤，乾燥による落屑，脆弱などがありさまざまです．適切なテープを選択することは，患者の皮膚トラブルの軽減につながります．
　しかし，固定テープが剥がれやすいと，ドレーンの予定外抜去につながります．安全を第一に考え，テープを選択するようにしましょう（図1）．

患者の皮膚状態（湿潤や乾燥・脆弱など）を考慮したうえで，ドレーンが抜けないよう安全を第一に考えてテープを選択することが大切．

図1　固定テープ

シルキーテックス

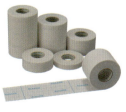

ガーゼ固定・軽度の圧迫固定に対応
皮膚刺激性を低減している

http://www.alcare.co.jp/medical/product/material/tape/index.shtml

エラストポア™

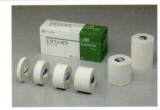

粘着力に富み，各部位によくつき，重ね貼りができ固定性能に優れている
ムレにくく，濡れに強い素材

http://www.nichiban.co.jp/medical/products/surgical/elastpore/

—ドレーン固定方法がわかり，抜けない・取れない・侵襲の少ない工夫ができる— 109

図2 ドレーンチューブ固定方法

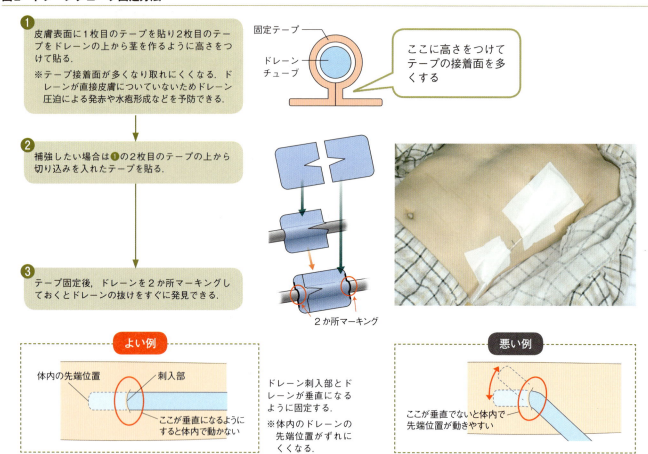

ドレーンが抜けない固定方法

図2に示したポイントをおさえることで，しっかりとドレーンが固定され，なおかつ患者の皮膚の負担が少なくなります．また，ドレーン先端位置がずれず，予定外抜去の予防ができます．

排液バッグの固定方法

固定位置によっては，ドレーン回路がたわみ，回路内に排液が停滞しやすくなってしまいます．そうなるとドレナージが有効に行われないため，チューブ内に排液が停滞しないようにする必要があります（図3）．

(久泉友絵)
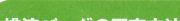

図3 排液バッグの固定方法

ドレーン内に排液が貯留すると，有効にドレナージされないため，ドレーン回路にたわみができないようにベッドサイドに固定する．ドレーン内に排液が貯留している場合は排液バッグに誘導する．

引用・参考文献
1) 石井はるみ編著：ドレーン管理．はじめてのICU看護・カラービジュアルで見てわかる！，第1版，メディカ出版，p.104，2012．
2) 佐藤憲明編著：ドレナージ管理&ケアガイド．第1版，中山書店，p.2-9，2008．

28 観察項目

Part 3 ドレーン管理がわかる

ドレーン挿入患者の観察項目がわかり，評価が行える

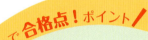

これで**合格点！**ポイント

- ☑ ドレーン回路のチェックポイントがわかる
- ☑ 胸腔ドレーン回路・排液バッグを観察し異常時のアセスメントができる
- ☑ 脳室ドレーンの排液量や性状から異常時のアセスメントができる

ドレナージは，挿入部位によってとくに慎重な管理を要するものがあります．

本稿では，胸腔ドレーンと脳室ドレーンの管理のポイントと，一般的な閉鎖式ドレーン回路のどこを観察するのかについて解説します．

ドレーン回路のチェックポイント

ドレナージ中の患者を観察する際，**図1**の部分を必ずチェックする必要があります．

胸腔ドレーンの場合，胸腔は常に陰圧なので，ドレーンが外れると空気が胸腔に流入してしまいます．このような状態を放置すると，重篤な合併症を起こし生命の危険が高まります．異常な状態は主に，①血性排液が多量の場合，②呼吸性変動が止まった場合，③水封室に多量の泡が出現した場合（**図2**）があります．

血性排液が多い場合は，胸腔出血の可能性があるため，バイタルサインを測定しすみやかに医師に報告します．200mL/h以上の出血は，開胸手術の適応です．排液バッグの目盛に印をつけておき，1時間あたりの排液量は何mLなのかを把握します．

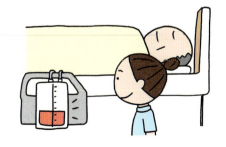

―ドレーン挿入患者の観察項目がわかり，評価が行える― 111

図1　回路のチェックポイント

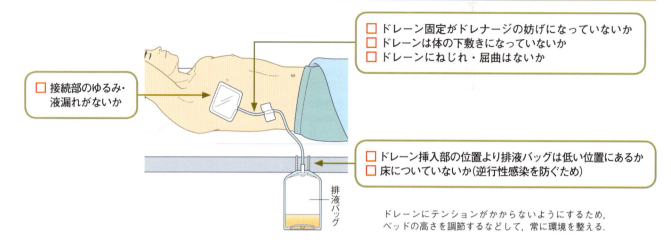

- ドレーン固定がドレナージの妨げになっていないか
- ドレーンは体の下敷きになっていないか
- ドレーンにねじれ・屈曲はないか

- 接続部のゆるみ・液漏れがないか

- ドレーン挿入部の位置より排液バッグは低い位置にあるか
- 床についていないか(逆行性感染を防ぐため)

ドレーンにテンションがかからないようにするため，ベッドの高さを調節するなどして，常に環境を整える．

図2　胸腔ドレーンのトラブル

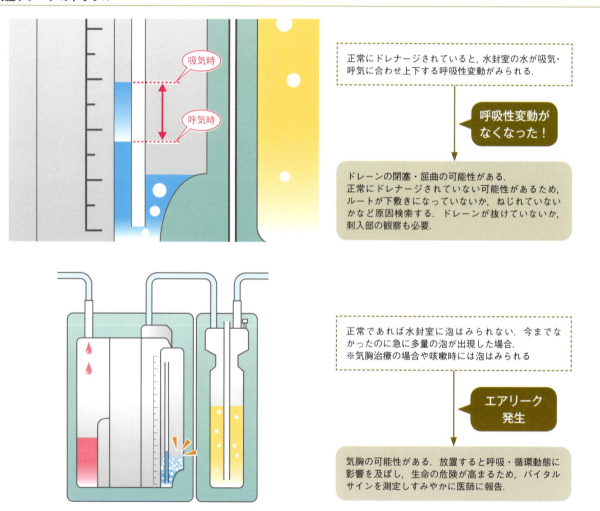

正常にドレナージされていると，水封室の水が吸気・呼気に合わせ上下する呼吸性変動がみられる．

→ **呼吸性変動がなくなった！**

ドレーンの閉塞・屈曲の可能性がある．正常にドレナージされていない可能性があるため，ルートが下敷きになっていないか，ねじれていないかなど原因検索する．ドレーンが抜けていないか，刺入部の観察も必要．

正常であれば水封室に泡はみられない．今までなかったのに急に多量の泡が出現した場合．
※気胸治療の場合や咳嗽時には泡はみられる

→ **エアリーク発生**

気胸の可能性がある．放置すると呼吸・循環動態に影響を及ぼし，生命の危険が高まるため，バイタルサインを測定しすみやかに医師に報告．

Part 3 ドレーン管理がわかる

図3 脳室ドレーンのトラブル

排液量が急に増えた！or 減った！

ここを確認：□ 液面拍動の有無　□ 設定圧

- 液面が上下に動いているか

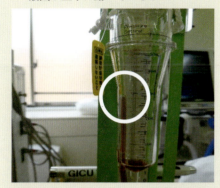

拍動していない場合は，チューブの屈曲や設定圧が適切でない場合がある．
ドレナージできないと頭蓋内圧が上昇するため，早急に医師に報告する．

- 外耳孔と0点の高さがズレていないか（外耳孔を0点とした場合）

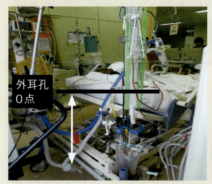
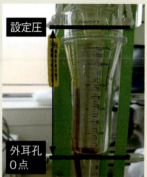

脳室ドレナージ中は，ベッドの高さを上げたり頭を起こしたりすることによって外耳孔がずれ，設定圧が変わってしまう．排液量に影響を与え効果的なドレナージができなくなるため，意識のある患者や面会人には頭の高さに気をつけるよう説明しておく．

排液量が急に増えた！

ここを確認：□ エアフィルター汚染の有無

- エアフィルターの汚染
  エアーが抜けずチャンバー内に陰圧がかかってしまうため過剰に髄液がひける（オーバードレナージ）

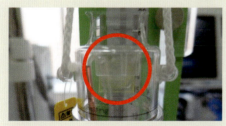

エアフィルターの汚染は，○印の部分まで排液が貯留すると生じる．排液量に注意し定期的にチャンバー内の排液を排液バッグに誘導し，○印の部分が汚染されないようにする必要がある．
エアフィルターが汚染されるとドレナージ回路内の清潔を保てなくなるため，オーバードレナージのほか，感染のおそれがある．

排液が混濁している！

- 三方活栓はガーゼにくるまれて見えないようになっているか

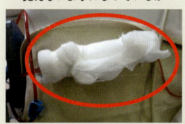

脳室ドレーンは直接脳と交通しているため，感染を起こすと髄膜炎を引き起こし重篤化するリスクが高くなる．挿入部や接続部分（ガーゼ内の三方活栓）は不要にさわらないようにする．
※もしガーゼが剥がれ三方活栓が見えてしまっていたら，すぐに医師へ報告する．

ここを確認：□ 清潔が保たれているか

- 排液バッグに排液がたまりいっぱいになっていないか
- 排液バッグが床についていないか

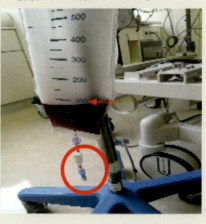

また，脳室ドレーンの排液量や性状の異常を図3に示しました．

（久泉友絵）

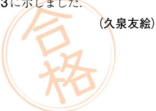

引用・参考文献
1) 石井はるみ編著：ドレーン管理．はじめてのICU看護-カラービジュアルで見てわかる！，第1版，メディカ出版，p.106-114，2012．
2) 中野あけみ監：腹腔ドレーン管理の"見抜ける"BOOK．Expert Nurse，30(2)：9-10，2014 特別付録．
3) 小松由佳ほか：トラブルに対応できる！ドレーン管理part2．月刊ナーシング，32(6)：58-80，2012．

29 排液の量・色

排液の量・色変化の正常と異常が判別できる

これで合格点！ポイント

- ☑ 血性排液が100mL/h以上持続している場合はドクターコールしている
- ☑ 排液量が急激に減少し血行動態が変化したときに報告できる
- ☑ 胆汁漏，膵液瘻，便汁様の排液など色調変化に気づくことができる

ドレーン管理はとくに周術期看護において重要であり，ドレーンの排液量や色・性状の変化を見逃さないことが大切です．本稿では，主に開心術と開腹術後のドレーン管理について解説します．

開心術のドレーン管理

1 血性排液の持続

開心術後では，心嚢，縦隔ドレーン，そして開胸の場合は胸腔ドレーンが留置されます．

術直後は大量の生理食塩液で洗浄している影響もあり（**図1**），ドレーン排液の正常はやや血性から淡血性となります．正常な経過では，血性から淡々血性，さらに漿液性となり，排液量も減少していきます．

各施設でドレーンの抜去基準は多少異なりますが，心嚢，縦隔ドレーン，胸腔ドレーンはそれぞれ100mL/day以下が目安となります．しかし，術後から血性で排液量が100mL/h以上，かつ2時間以上持続している場合は，胸骨切開時の胸骨下軟部組織や胸骨縫合線，冠動脈バイパス時の血管吻合部などからの出

図1 術後洗浄している様子

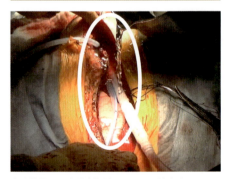

止血後温めた生理食塩液でしっかり洗浄する．

114　Part 3｜ドレーン管理がわかる

血が考えられるため[1]，ドクターコールします（図2）．

　ドレーン排液が血性で排液量が100mL/h以上続いている場合，血圧やヘモグロビン低下はもちろんですが，代償反応として頻脈や尿量の低下（0.5mL/kg/h以下），四肢冷感や湿潤，さらにせん妄症状も出現してくる可能性があります．このような場合，出血性ショックであることが多く，再開胸止血術になる可能性があることを視野に入れます．

2 排液量の急激な減少

　術後では，帰室後2時間以内に起こりやすい心タンポナーデに注意します．ドレーンチューブ内に凝血塊がみられた場合や粘稠な排液が増加している場合などは，適宜ミルキングを行い，チューブが閉塞しないようにします．

　今まで流出していた排液量が急激に減少し，その後血圧の低下や頻脈の出現，中心静脈圧上昇（頸静脈怒張）がある場合は，真っ先に心タンポナーデ（図3）を疑い，医師を呼びます．人工心肺を使用した場合，術後に活性化全血凝固時間（ACT）を測定し，その値に応じてプロタミンを使用しますが，その影響で凝血塊が形成しやすくなり（図4），ドレーンが閉塞する可能性があります．

　一般に，心タンポナーデはbeckの3大徴候（血圧低下，中心静脈圧の上昇（頸静脈怒張），心音減弱）が有名ですが，それ以外に，頻脈，脈圧の低下，さらに尿量低下（0.5mL/kg/h以下）の持続や末梢冷感・皮膚湿潤などショック症状が出現した場合にもドクターコールします．

開腹術のドレーン管理

1 血性排液の持続

　開腹術後の腹腔ドレーンは，術式に伴い，さまざまなドレーンが留置されます．各ドレーンに共通していえることは，開心術同様出血に注意することです．

　一般にドレーンの色調は淡血性，淡々血性から漿液性に変化します（図5）．しかし，術後にドレーン100mL/h以上の血性排液が持続している場合（図6），出血性ショックに移行する可能性があるため，バイタルサインやヘモグロビン値を確認します．状況によっては開腹止血術になる可能性があり，注意しなければなりません．

2 胆汁漏

　肝臓や胆道系の術後に注意しなければならないのが，胆汁漏です．胆汁の性状は，黄色〜茶褐色でやや粘稠性です．もし術後縫合不全からこの胆汁が腹腔に漏れると，炎症を起こし，感染することで腹腔に膿瘍が形成されます．

　ただし，術後は血液が混じっているため，胆汁が漏れていてもはっきりとはわかりません．そこで，疑わしい場合は術後3日目以降の排液のビリルビン値を測定し，血清ビリルビン値の約3倍以上であれば胆汁漏と診断します[2]．

図2　縦隔ドレーンの出血

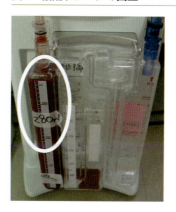

ACT
activated clotting time，活性化全血凝固時間．活性化剤と血液を混合して凝固を活性化させる検査法．

beckの3大徴候
心タンポナーデの症状．血圧低下，中心静脈圧の上昇（頸静脈怒張），心音減弱．

図3　ドレーンの閉塞

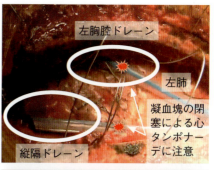

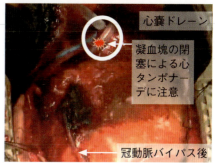

ドレーンの閉塞により，心タンポナーデを起こすリスクが高まる．

図4　ドレーン内の凝血塊

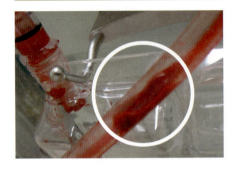

図5　ドレーンの色調変化

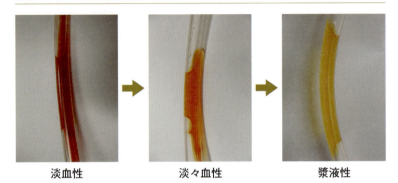

淡血性　　　　　淡々血性　　　　　漿液性

図6　出血時の色調

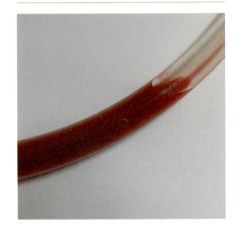

図7　感染により変化した排液

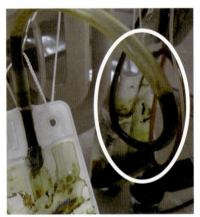 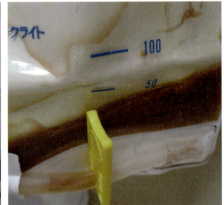

緑色に変化した排液(左)と膿汁様の排液(右).胆汁漏に関係する主なドレーンは,右横隔膜下ドレーン,肝切離面,ウィンスロー孔(胆管空腸吻合部).このような色調変化があった場合は医師を呼ぶ.

　また,胆汁が感染すると緑色に変化し,やがては膿性に変化していくため,色調が変化した場合は医師に報告します(図7).このようなときには,腹膜炎から敗血症に移行する可能性もあるため,発熱や炎症反応,腹痛,腹膜刺激症状(筋性防御や反跳痛)などが出現していないか観察します.

3 膵液瘻

　次に注意すべき合併症は,膵液瘻です.膵液瘻は膵臓術後に起こりやすく,膵空腸吻合部や膵切離断端部の縫合不全により起こります.膵液は非常に強い消化酵素のため,腹腔に漏れることで周囲組織を融解します.膵液瘻は,術後3日目のドレーン排液のアミラーゼ値が,血清アミラーゼ値の施設正常上限値の3倍以上であれば,膵液瘻と診断されます[3)].

　術後漿液性であった排液がワインレッド様に変化した場合(図8)はすぐにドクターコールします.膵液により組織が融解され,血管壁も融解され,とくに動脈の断端部の血管(胃十二指腸動脈や脾動脈など)も脆弱となり,仮性動脈瘤を形成することがあります.

図8　膵液瘻

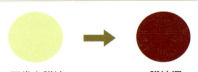

正常な膵液　　　　　膵液漏

このときにワインレッド様の色調に変化し，数日後に大出血を起こす可能性があります[4]．さらに排液が白色様に混濁してきた場合，膵液瘻がうまくドレナージされず，感染を起こしている可能性があるため，ドクターコールが必要となります．膵液瘻に関係する主なドレーンは，膵空腸吻合部ドレーン，膵切離断端部ドレーン，そして左横隔膜下ドレーンです．

4 大腸の縫合不全

大腸がんなどによる穿孔性腹膜炎の場合，数多くのドレーンが留置されます（図9）．このような患者でドレーンから便汁様の色調の排液がみられた場合（図10），すぐにドクターコールしなければなりません．

大腸の縫合不全は，便が腹腔内に漏れることで敗血症から致死的な状態に移行する可能性が非常に高いため，バイタルサイン，腹部所見（腹膜刺激症状）の変化を見逃さないことも大切です．

（十文字英雄）

図9　洗浄ドレナージ後に留置される主なドレーン

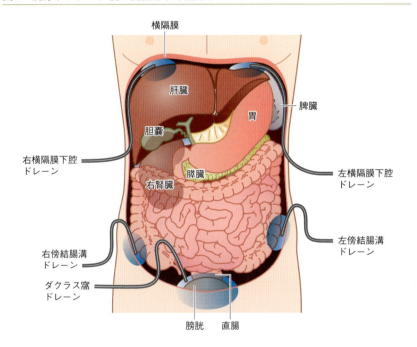

図10　便汁様の色調

引用・参考文献
1) 天野篤監訳：心臓手術の周術期管理．メディカル・サイエンス・インターナショナル，p.244-245，2013．
2) 調憲ほか：肝臓手術の術後ドレーン．消化器外科NURSING，20(11)：8，2015．
3) 浅井浩司：消化器外科術後の合併症　ドレーン排液＋熱型アセスメント．消化器外科NURSING，20(8)：28，2015．
4) 友國晃：膵切除術後のドレーン管理と観察ポイント．消化器外科NURSING，20(5)：31-37，2015．
5) 一般社団法人　日本集中治療医学会，J-PADガイドライン作成委員会：日本版・集中治療室における成人重症患者に対する痛み・不穏・せん妄管理のための臨床ガイドライン．総合医学社，p.10，2015．

30 皮膚トラブル

ドレーン挿入部の皮膚の異常や感染徴候が観察できる

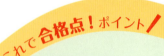

これで**合格点！**ポイント

- ☑ 排液漏れ，ガーゼ汚染，挿入部の発赤を観察している
- ☑ 排液漏れが多いとき，ドレーンの屈曲，ねじれ，閉塞，固定位置を確認している
- ☑ 疼痛スケールを使用し統一した疼痛緩和をしている

クリティカルな状態にある患者では，2次感染によるDICや敗血症に移行させないためにも，ドレーン挿入部は十分に観察しなければなりません．

本稿では，ドレーン管理のなかでも皮膚トラブルが多い，開腹術後について解説します．

> **DIC**
> disseminated intravascular coagulation，播種性血管内凝固症候群

感染を伴う皮膚の異常

ドレーン挿入部皮膚の異常で最も多いのは，発赤，腫脹，熱感，疼痛であり，そのほとんどは感染を伴っています（**図1**）．原因としては，チューブの長期留置による機械的な刺激の影響もありますが，最も多いのは，挿入部からの排液漏れです（**図2**）．

とくに術後の縫合不全による膵液漏や胆汁漏が出現した場合は，刺激が強いため，容易に皮膚トラブルを起こします．そのため，挿入部に発赤や腫脹がある場合は，ドレーンの色調変化がないかを確認します．

さらに，発熱や炎症反応，腹痛，腹部膨満・緊満，腹膜刺激症状なども観察します．

MEMO

図1 ドレーン挿入部の発赤

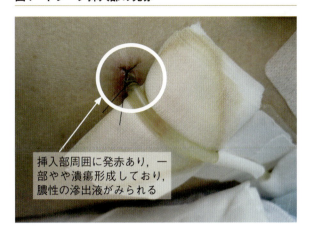

挿入部周囲に発赤あり、一部やや潰瘍形成しており、膿性の滲出液がみられる

図2 ドレーン挿入部からの排液漏れ

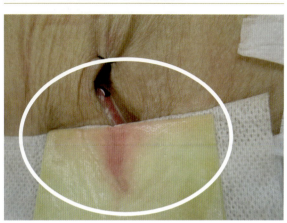

皮膚トラブルの対処

図3 ドレーンの固定方法

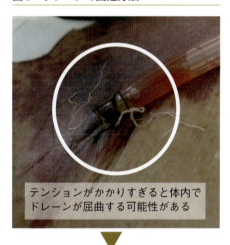

テンションがかかりすぎると体内でドレーンが屈曲する可能性がある

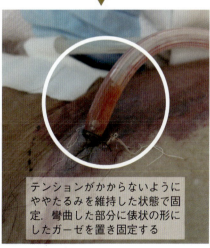

テンションがかからないようにややたるみを維持した状態で固定。彎曲した部分に俵状の形にしたガーゼを置き固定する

1 ミルキング

ドレーン挿入部の皮膚トラブルの原因として最も多いのが、ドレーンの屈曲、ねじれ、凝血塊やフィブリンによる閉塞です。そのため、まずドレーンの屈曲やねじれがないことを確認します。とくに体位変換時にドレーンが下敷きになっていないか、ベッド柵に圧迫されていないかを確認します。

さらにドレーンの排液が混濁している縫合不全や穿孔性腹膜炎などの場合、浮遊物が多くなるため、チューブが閉塞しやすく、適宜ミルキングしなければ排液漏れが多くなります。状況によってはドレーンの洗浄が必要になるため、浮遊物が多い場合は医師に相談します。

2 テープ固定の工夫

テープ固定のしかたでドレーンにテンションがかかり、体内でドレーンが屈曲することで排液が漏れる可能性があります。排液漏れが多い場合は、ドレーンのテープ固定のしかたを変更する（図3）、もしくは医師に相談します。

3 ドレッシング材による保護

ドレーンからの排液が多いときは、フィルムドレッシング材からガーゼ付きドレッシング材、もしくはガーゼ保護に変更し、汚染時にこまめに交換します。あまりに排液漏れによる汚染が多い場合は、ドレーンの周囲にハイドロコロイドドレッシング材などを貼用し、皮膚を保護します。

胆汁漏や膵液漏の場合は、刺激が非常に強く皮膚トラブルが起こりやすいため、ストーマ用のパウチを用いて管理することもあります。

—ドレーン挿入部の皮膚の異常や感染徴候が観察できる—

皮膚トラブルの疼痛緩和

　ドレーンの直接的な刺激による痛みや，排液漏れによる炎症や感染を起こすと，挿入部の痛みは増強します．気管挿管中の患者であれば，疼痛から行動が落ち着かなくなり，人工呼吸器とも同調せず，身体的ストレスが増大する可能性があります．非挿管患者であれば，痛みから夜間不眠となり，十分な休息が保てず，さらに痛みが増強することでせん妄などをきたすおそれがあります．

　そこで，ドレーン挿入部の観察をすると同時にJ-PADガイドラインでも推奨しているBPSやNRSなどの疼痛評価スケールを使用し[5]，チームで統一した疼痛管理を行うことも大切です．

BPS
behavioral pain scale，鎮痛スケール

NRS
numerical rating scale，数値評価スケール

出血や排液漏れがないか観察する

　周術期のドレーン管理でいちばん重要なのは出血です．血性排液が持続しているときは，出血性ショックに移行するため，頻脈などの代償反応を含め，バイタルサインの変化を見逃さないことが重要です．とくに開心術後は，心タンポナーデの出現にも注意しなければなりません．そして，開腹術後は縫合不全による胆汁漏，膵液漏，膿汁（便汁）などの色調変化を見逃さず，敗血症にならないよう異常の早期発見に努めることが大切です．

　ドレーン挿入部の皮膚トラブルの多くは，排液漏れによる感染です．その原因の多くはドレーンの屈曲やねじれ，凝血塊や浮遊物フィブリンなどによる閉塞が多いため，ドレーンの走行を確認し，きちんとドレナージされているか，閉塞していないかを確認し，必要時ミルキングしていくことが大切です．さらにドレーン挿入部の疼痛に伴い，身体的・精神的ストレスも増強するため，BPSやNRSなどの疼痛評価スケールを使用し，チームで統一した疼痛緩和に努めていきます．

（十文字英雄）

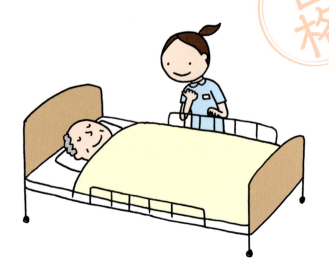

引用・参考文献
1) 天野篤監訳：心臓手術の周術期管理．メディカル・サイエンス・インターナショナル，p.244-245，2013．
2) 調憲ほか：肝臓手術の術後ドレーン．消化器外科NURSING，20(11)：4-13，2015．
3) 川井学ほか：膵臓手術の術後ドレーン．消化器外科NURSING，20(11)：29-40，2015．
4) 友國晃：膵切除術後のドレーン管理と観察ポイント．消化器外科NURSING，20(5)：31-37，2015．
5) 一般社団法人 日本集中治療医学会，J-PADガイドライン作成委員会：日本版・集中治療室における成人重症患者に対する痛み・不穏・せん妄管理のための臨床ガイドライン．総合医学社，p.10，2015．

31

Part 3 ドレーン管理がわかる

バッグの交換

バッグや回路の交換が根拠を持って行える

これで**合格点！**ポイント

- ☑ バッグ交換の理由を知っている
- ☑ いつ，どのようなときに交換するかわかっている
- ☑ バッグ交換を正しい手順で行うことができる

ドレーンはどのくらい留置するもの？

1999年のCDCガイドラインでは，もしドレーンが必要なら閉鎖式ドレーンを使用し，できるだけ早期に抜去することを推奨しています．しかしながら，具体的なドレーン抜去時期は示されていません．

消化器手術における創閉鎖法と腹腔ドレーン使用法の標準化の研究では，米国で一般的に推奨されている第2病日抜去は低率であり，ドレーン抜去時期は第4〜7病日が最も多く，排液の性状をドレーン抜去の指標としている外科医が最も高率でした．また，経皮胆管ドレナージや腹腔内洗浄ドレーンなど，目的によっては長期間留置されている場合もあります．このように，ドレーンの留置期間は種類，目的だけでなく，医師によっても異なります．

CDCガイドライン
Centers for Disease Control and Prevention，WHOとともに世界の感染症に対応している専門機関の出した感染対策ガイドライン．

排液バッグの交換

1 排液バッグは交換が必要？

ドレーン排液バッグは，大きく分けて，脳室および胸腔ドレナージシステムなど排液量が一定量を超えた場合に新品に交換するものと，腹腔ドレナージシステムなどの排液口から排液し一定期間使用を継続するものがあります（**表1**）．

排液口から排液するタイプでは，添付文書も交換時期が「7〜10日間を目安に」「長期間使用時」など明確な推奨時期が記されていません．そのため，感染予防の観点から各施設で交換時期について取り決めておくことが重要です．

表1　ドレーンの種類一例

排液口から排液するもの
• J-VAC ドレナージシステム
• クリオドレーンバック
• 胆汁・ドレナージバッグ
• SBバック
• 胃ドレナージバッグ

排液がたまったら バッグを新しく交換するもの
• 中山式改良型吸引バッグ
• メラアクアシール
• チェスト・ドレーン・バック
• SILASCON® 排液バッグ

—バッグや回路の交換が根拠を持って行える—　**121**

図1 排液が規定量を超える前に交換
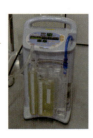

図2 チューブを鉗子でクランプ
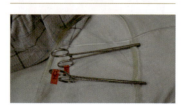

図3 リークテスト
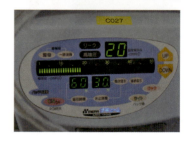

胸腔や脳室ドレーンなど，排液量が一定量を超えた場合にバッグを新品に交換するタイプでは，排液の流出がないからといってそのまま交換しないわけではありません．このタイプも同様に，感染予防のため一定期間が経過したら新品に交換します．交換時期は，自施設の感染対策マニュアルなどを確認しましょう．

2 胸腔ドレーンのバッグ交換

バッグ交換のなかでも，胸腔ドレーンは感染だけでなく呼吸機能に影響を及ぼす可能性もあり，注意が必要です．ここでは，メラアクアシール D_2 バッグを例に交換方法と注意点を解説します．

①交換時期

排液が所定容量を超える前に交換します（図1）．容量を超えてしまうと，ドレナージができなくなることに加え機械の故障につながります．排液がない場合でも，施設基準に沿って新しいバッグに交換してください．

②バッグの接続を外す

ドレーンポートを外す前に，必ずチューブを鉗子でクランプします（図2）．胸腔は陰圧であるため，外気と通行することで肺が虚脱するおそれがあります．
チューブ保護のため，鉗子とチューブの間にガーゼを挟む方法もあります．メラコネクター付き接続管を使用している場合は，強度があり鉗子を正しく使用していればガーゼを挟む必要はありません．

③リークテストを行う

新しいバッグに回路を接続したら，メラ サキュームを−20cmH₂Oに設定し，クランプしたまま吸引しリークテストを行ってください（図3）．接続がゆるんでいたり破損している場合，ウォーターシールが「ボコボコ」となりリークすることがあります（図4）．

3 ただちに回路交換が必要な場合

回路交換でとくに注意が必要なのは，脳槽や脳室ドレナージに使用される脳室ドレナージ回路です．回路にあるフィルターが濡れた状態ではオーバードレナージとなる可能性があり大変危険です（図5）．フィルターが濡れた場合はただちに交換が必要なため，ドレーンをクランプし医師へ報告します．
また，排液バッグのフィルターが汚染された場合は，感染のリスクが高まるため新しいバッグに交換します．

（安達和人）

図4 確実に接続する
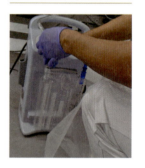

図5 フィルター汚染
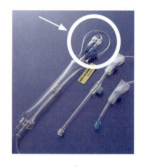

> **ウォーターシール**
> 水封式．吸引圧をかけずに，水を栓として利用し，胸腔の空気は外に出し，外部の空気はチューブを伝って胸腔に逆流するのを防ぐ方法．

引用・参考文献
1）佐藤憲明編：ドレーン・チューブ管理＆ケアガイド．中山書店，p.82-85，2014．
2）清水潤三ほか：はじめてのドレーン管理．メディカ出版，p.40-46，2007．
3）藤井秀樹編：消化器外科のドレーン管理．消化器外科NURSING，142（春季増刊号）：210-233，2007．

32 トラブル対応

突然のトラブル対応が行える

Part 3 ドレーン管理がわかる

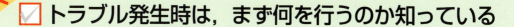

これで**合格点！**ポイント

- ☑ トラブル発生時は，まず何を行うのか知っている
- ☑ チューブの接続外れ・閉塞・予定外抜去後に起こりうるリスクを理解している
- ☑ 患者の状態観察からトラブル発生の予測ができる

　チューブトラブルは，ドレナージの目的と役割を理解していれば，おのずと対処行動がとれるはずです．チューブトラブルとして，抜去，破損および接続外れ，閉塞に焦点を絞り，考え方とその対応についてチューブ別に解説します．
　また，チューブトラブルは応急処置とドクターコールを同時に行います．いずれにおいても，自分1人では対処できません．トラブル時は，看護チームで協力し対応することが重要です．

1 脳室・脳槽ドレーン

　脳室・脳槽ドレナージの目的は，持続的に髄液を体外に誘導することと，脳圧をコントロールすることです．
　たとえばくも膜下出血では，ドレナージの目的は，くも膜下腔にある血腫によって起こる脳血管攣縮や急性水頭症などの合併症予防です．このときチューブの抜去や閉塞が起こると，頭蓋内圧の上昇や攣縮のリスクを高めることにつながることが考えられます．
　ドレーンの目的を理解しておくことで，予測される症状の観察を行い，必要時医師の指示に応じてCT搬送や緊急手術の準備を円滑に進めることができます．また，患者の状態に応じてスパイナルドレナージ挿入を行うこともあるため，状況を予測し医師の指示に応じて準備を行います．

2 胸腔ドレーン

　ここでおさえておきたいことは，胸腔は大気圧と比べ陰圧（−2〜5cmH$_2$O）であるということです．チューブの抜去や接続外れにより外気と交通した場合，

MEMO

―突然のトラブル対応が行える― 123

胸腔へ外気が吸い込まれ肺が虚脱し，呼吸機能に影響します．

　チューブ抜去を発見したら，ただちに清潔なガーゼで挿入口を塞ぎ，患者に安静にしてもらいゆっくり浅い息をするよう促します．接続外れを発見した場合は，ただちにチューブ鉗子でクランプ，あるいはチューブ先端を指で折り曲げ，外部との交通を遮断します．

　緊急事態に備え，いつでもクランプできるようチューブ鉗子をドレーン付近に準備しておきましょう．

3 腹腔ドレーン

　腹腔は，胸腔と異なり陰圧にはなりません．そのため，チューブの破損や接続外れを発見したときは，落ち着いて行動します．

　チューブ破損の場合は破損部を消毒し，清潔なガーゼで覆い医師へ報告します．その際逆行性感染に留意し，破損部をドレーン刺入部より高く上げないようにします．

　接続外れの場合はすぐに再接続せず，接続部の体側でクランプし消毒します．そして可能であれば，新しい排液バッグを用意し，再接続の後クランプを解除します．

4 心嚢ドレーン

　心嚢ドレーンは，凝血塊による閉塞やチューブの屈曲による心タンポナーデに注意が必要です．とくに出血量が多かった場合に，チューブの抜去，閉塞が起こると心タンポナーデになる可能性が高いため，血圧の低下やCVPの上昇に注意します．

　医師の指示のもと，胸部X線，心エコーの準備を行い，再度ドレナージを行う場合は再挿入の介助を行います．

トラブルの早期発見が大事

　ラウンドごとのチューブ確認は重要ですが，それだけでは早期発見にはつながりません．チューブトラブルが発生した場合，患者のサインを見逃さないことが大切です．

　「患者の呼吸状態が変化したため，胸腔ドレーンを確認したら接続が外れていた」「患者の心拍数が急激に上昇したため，心嚢ドレーンを確認したら閉塞していた」など，チューブトラブルを偶然発見するのではなく，患者の変化からトラブルを発見することも重要です．

（安達和人）

Column

チューブが抜けたときにまずやること

　大きく分けて，患者が自己抜去した場合と，固定の不備や偶発的にテンションがかかるなど事故抜去の場合が考えられます．

　患者が不穏状態であれば，ほかのチューブが抜かれないよう応援をよび，落ち着かせることが大切です．次にバイタルサインの測定と全身状態の観察を行い，ドレーン先端が体内に残っていないか，抜去されたチューブを確認します．そして，抜去部からの逆行性感染を予防するため，すみやかに清潔ガーゼ圧迫の処置を行います．

　ドレーンが完全に抜けていない場合は，そのまま押し込むと迷入する危険があるため，そのままの状態を保持し押し込まず医師に報告します．チューブの切断が疑われる場合は，体内にチューブが残存していないかX線による確認が必要です．

　チューブ抜去は，挿入部位にもよりますが，緊急性が高く全例でドクターコールが必要です．

引用・参考文献
1）佐藤憲明編：ドレーン・チューブ管理＆ケアガイド．中山書店，p.82-85，2014．
2）清水潤三ほか：はじめてのドレーン管理．メディカ出版，p.40-46，2007．
3）藤井秀樹編：消化器外科のドレーン管理．消化器外科NURSING，142（春季増刊号），210-233，2007．

33 やってはいけない やってはいけないケアがわかる

Part 3 ドレーン管理がわかる

これで合格点！ポイント

- ☑ ドレーンはミルキングするべきかどうかを知っている
- ☑ 搬送時のドレーンのクランプについて知っている
- ☑ 排液バッグの配置を適切に管理している

　ドレーンを管理するときに大切なのは，何を目的に挿入されていて，先端がどこに入っているのか，どうなったら異常なのかを判断できることです．そして，医療事故につながらない管理ができることでしょう．

ドレーンのミルキング

1 なぜミルキングするのか？

　ドレーンの中にたまった血液や排液を，手でもんだり専用のローラーを用いて流出を促す処置のことを「ミルキング：搾乳」といいます(図1)．
　ドレーン中の血液やフィブリンをたまったままにしておくと，固まったり，ドレーンが詰まったりします．それを防止するためにミルキングが必要です．

2 行ってよい場合

　そもそもドレーンを留置するのは，体内に貯留した消化液，膿，血液や滲出液などを体外に排出するためです．ドレーンが詰まってしまったら，その効果が発揮されないので一部のドレーンを除いて多くはミルキングが必要です．
　胸腔ドレナージ，心嚢ドレナージ，腹腔に留置されたドレーンや経皮経肝胆管ドレナージなどの胆汁チューブのミルキングは，通常行ってよいです．

3 行ってはいけない場合

　ミルキングを行うことで，ドレーンが留置されている部分には少なからず陰圧がかかります．したがって，ドレーン留置部位にすこしでも圧をかけたくな

図1　ミルキング

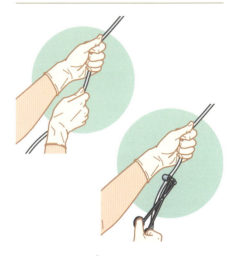

ドレーンの中にたまった血液や排液を手でもんだり専用のローラーを用いて流出を促す処置．

フィブリン
血液凝固にかかわるタンパク質．繊維状で，網目のように膜をつくり止血する．

—やってはいけないケアがわかる— 125

い場合は，ミルキングは適していません．具体的には，膵臓手術の膵管チューブや脳室・脳槽ドレーンなどです．

膵管チューブの場合，ミルキングすることによって胆汁や膵液が逆流して腹腔に漏れることで，腹膜炎をきたす可能性があります．

脳室・脳槽ドレーンの場合，目的として，髄液循環の障害に伴う髄液の排液や脳圧管理，術後の血液の排液があります．髄液は1日に産生される量がおよそ500mLといわれています．ミルキング行為によって髄液の過剰排液になると，低髄圧症や脳ヘルニアなど重大な事象につながります．

指示された排液量が出ない場合や拍動が消失した場合は，脳圧の変化や実際に閉塞している場合がありますが，すぐに「ミルキングをしなきゃ！」と焦ってはいけません．どのドレーン管理にも共通しますが，ドレーンの屈曲や抜去，破損などのトラブルがないか，ドレーンをたどり確認することを徹底しましょう．そして，必ず先輩やリーダー，医師の指示を仰ぐようにしてください．

搬送時のドレナージ管理

1 クランプの必要性

搬送時で重要なのは，感染管理上の注意と，ドレナージの目的，各臓器のメカニズムを理解しておくことです．搬送時にクランプを必要とするのは，脳室・脳槽ドレナージです．そのほかのドレナージは，基本クランプの必要性はありませんが，移動時や準備時，体位変換時に一時的にクランプが必要となる場合があります．これは，主に逆行性感染を防ぐためです．

さらに胸腔ドレナージでは，ドレナージユニットの高さを変化させることで，患者の呼吸努力によって排液を引き込んでしまう危険性があります．そのため，クランプをせずに患者の高さにドレナージユニットを持ち上げることは，やってはいけません．

2 感染管理としての排液バッグの配置

体外と体内を交通させるドレーンはすべて，感染経路になる可能性があり注意が必要です．感染を引き起こす原因は，主にドレーン挿入部の皮膚常在菌や通過菌であり，通過菌はドレーンの排液ルートを通して逆行性感染があります．ドレーンによる感染を防ぐためには，ドレーン挿入部の清潔を保つこと，排液バッグをドレーン挿入部より高く上げないことが基本となります．

腹腔ドレナージなどは，ベッドの横に吊るし管理することが多いと思います．患者の活動や転落防止などの安全管理上，ベッドの高さを低くすると，不潔な床に排液バッグが接してしまう可能性があります．ドレーンチューブだけでなく，バッグの配置にも十分注意することが重要です．

感染管理は，看護師ができる「看護」です．感染拡大は「やってはいけない」看護です．ドレーン感染「0」を目指しましょう．

(塙 隆茂)

MEMO

ドレナージユニット
チェスト・ドレーン・バックなどのドレナージシステム一式．

通過菌
一過性菌．一時的に皮膚にくっつき，感染源になりうる菌．

引用・参考文献
1) 西口幸雄編著：術前・術後ケアの「これって正しい？」Q&A100.照林社，p.102，2014．
2) 窪田敬一編：ドレーン・カテーテル・チューブ管理 完全ガイド．照林社，p.17，2015．
3) 道又元裕：多臓器障害の理解と看護.重症集中ケア，11(5)：117，2012．
4) 道又元裕：フィジカルアセスメントとモニタリングデータの統合・評価.重症集中ケア，12(1)：119，2013．
5) 道又元裕：ICUナースのカテーテル管理—根拠・経験知＋Q&A．日総研，p.94，2013．

Part 4
心電図対応がわかる

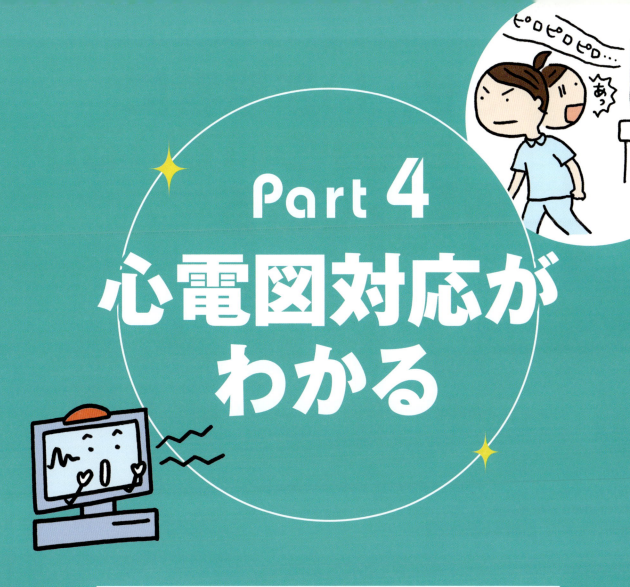

本書の使いかた　その4

☆繰り返し練習！

「これで合格点！」のポイントにすべてチェックがつけられるよう，本書を繰り返し使用してください．
　人工呼吸管理，急変対応，ドレーン管理，心電図対応のすべてで合格できる素敵ナースを目指しましょう．

34

適応・目的

なぜ，いま患者に心電図がついているか理解している

これで**合格点！**ポイント

- ☑ **心電図モニタ装着の目的を理解している**
- ☑ **重症度に応じた心電図の必要性がわかっている**
- ☑ **看護必要度評価での心電図の重要性を知っている**

心電図に苦手意識を持っている看護師は多いかもしれませんが，心電図モニタは，臨床的有用性が確立しており，患者に侵襲を与えず，高度な技術を用いなくても誰にでも簡単に使用することができます．

MEMO

心電図モニタの目的，得られる情報

心電図モニタは，24時間連続的に，リアルタイムに心電図を監視することで，不整脈の有無，心拍数・波形の変化・異常など，とくに心臓の状態を評価することができます．異常の早期発見，早期治療のみならず，状態変化を観察し経過を予測することで，急変の回避につながります．

1 患者の状態

心電図は，横軸を時間，縦軸を波高（電気刺激の大きさ）としてとらえ記録しています．心電図モニタでは，P波などの波高の小さな波形の評価はむずかしいこともありますが，QRS波の速さ，幅，規則性などをみて，ある程度の不整脈や徐脈・頻脈などを判別することが可能です．

現在では，データを蓄積し推移を表示するなど，機能に優れた機器も普及しています．データを見返すことで，患者の状態変化の推移を確認したり，血圧や呼吸数などほかのパラメータを併用することで状態変化のアセスメントを総

128 Part 4 ｜ 心電図対応がわかる

合的に行うこともできます．

2 リアルタイムな状態変化

不整脈や心拍数などの異常は，アラーム機能を活用することで，離れた位置からも監視することができ，いち早く患者の状態変化を知ることができます．

心電図モニタは，12誘導心電図とは違い，体位や行動，電極を貼付する位置が一定ではないため，波高や波形が変化することがあります．12誘導心電図と比較し得られる情報数には限りがありますが，リアルタイムに患者の変化をとらえられるなど，12誘導心電図より優れている点もあります（**表1**）．

心電図モニタの情報だけでは判断に困る状況では，12誘導心電図を併用することでより診断能力が高まります．

3 病態・状態に応じた心電図モニタの適応

患者の基礎疾患や病態によって予測される不整脈の出現頻度は異なり，心電図モニタの必要性に影響を与えます．たとえば，心疾患，不整脈，電解質異常，術後や重症患者などは，不整脈や心拍変動が生じやすいため，心電図モニタの必要性は高いです．虚血性心疾患では，虚血性の心電図変化をとらえることができる場合もあります．

急変時には，対応の速さが救命率を大きく左右するので（**図1**），急変する可能性が高い患者でも有用です．集中治療室・手術室など，循環動態が不安定な患者や急変するリスクが高い患者を管理する場合は，心電図モニタは必須と考え，救急外来・一般病棟では個々の患者の状態に応じて判断します．

心電図モニタ管理は質の高い看護の要件

看護必要度は，看護サービスの質と量を表す基準として開発されたもので，看護必要度に応じた看護をいかに提供するかが課題となっています．一般病棟・ハイケアユニット・集中治療室では，いずれもモニタリングおよび処置等の項目に「心電図モニタの管理」が含まれています．

モニター装着の指示は，病状によって異なりますが，医師によって判断されるのが原則です．また，各施設・病棟によって患者基準が決められていることもあります．患者に対し心電図モニタによるモニタリングを行うことは，同時にナースによる患者の評価と記録が要件として定められており，心電図モニタに関するナースの知識と技術が能力要件に含まれていることになります．

＊

心電図モニタは，人の目が行き届かないちょっとした瞬間も患者の変化を常に監視・記録し，異常時にはアラームで知らせてくれます．ナースが心電図モニタの特徴や機能を理解し，有効活用することで，心電図モニタはナースのよきパートナーとなりえます．

（水上奈緒美）

表1 心電図モニタと12誘導心電図の特徴

心電図モニタ	12誘導心電図
24時間連続的な情報（監視に向く）	記録時の情報のみ（監視には不向き）
体位や貼付位置などの測定条件が異なる可能性があり，再現性が低い	体位と貼付位置など測定条件が一定で，再現性が高い
ノイズに弱い	ノイズに強い
誘導数は12誘導心電図に劣るが，データの蓄積やトレンド観察が可能	多くの誘導により，軸偏位，移行帯，異常の部位などの判定が可能
アラーム機能がある	アラーム機能はない

図1 カーラーの救命曲線

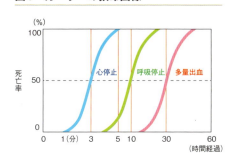

脳への血液循環が停止すると，約15秒後に意識を消失し，3～4分の血流停止にさらされると，脳細胞の不可逆的変化を起こし回復することが困難となる．

引用・参考文献
1) 中村恵子，柳澤厚生監：ナースのためのNEW心電図の教室（第2版）．学習研究社，2005．
2) 栗田康夫：「ニガテ」「ムズカシイ」を完全克服！12誘導心電図のしくみと読み方 モニター心電図と12誘導心電図の違い．HERAT nursing, 22(8)：34-41, 2009．
3) 日本看護協会：平成26年度診療報酬改定の概要．(2015年11月閲覧)
https://www.nurse.or.jp/nursing/practice/housyu/pdf/2014/201408gaiyo.pdf．

35 モニター画面

モニター画面の何をみて，どう判断するかがわかる

これで**合格点！**ポイント

- ☑ 心電図の正常波形を理解している
- ☑ 心電図モニタの観察ポイントを知っている
- ☑ 異常心電図の判断ポイントを知っている

正常波形の成り立ち

　正常の心電図波形は，P波，QRS波，T波の3つの主要な波形から成り立ち，これらの波形は心周期に生じている電気的活動を表しています（**図1**）．

　誘導によって波形の見え方は異なるので，自分がどの誘導（通常はⅡ誘導）を用いて観察を行っているか，理解しておく必要があります．

図1　刺激伝導系と心周期の成り立ち

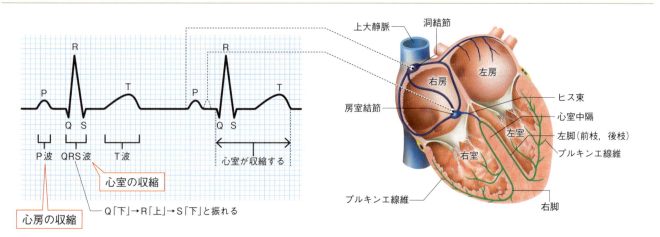

130　Part 4　心電図対応がわかる

まずは正常波形を正しく認識し，正常波形と異常波形では何が異なり，どんなことを意味するのか考えることが心電図解読のポイントになります．

心拍数の確認

成人の正常心拍数は60〜100回/分です．基準値よりも下回れば徐脈，上回れば頻脈と定義されます．心拍数の変化は，生理的な場合，不整脈の場合とありますが，心拍数に変動が生じた際には，ほかのパラメーターやフィジカルアセスメントを使って患者の状態を判断しましょう．

また，トレンド機能を利用して心拍数の推移も確認することで，判断しにくい心拍数の変化を容易に評価することができます．とくに急激な心拍数の低下や上昇は，不整脈に移行している可能性があります（図2）．変化している時間帯の波形を見直し，不整脈を見落としていないか確認しましょう．

図2　トレンドグラフによる心拍数の変化

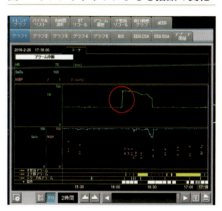

リズムの規則性

刺激伝導系は，正常であれば一定の規則的なリズムを刻むため，まずはモニタに表示されている波形が規則的なのか，不規則なのかを観察します．規則性の観察は，P-P間隔およびR-R間隔で判断します．

どちらか1つでも不規則な場合は，不整脈の可能性がありますので注意しましょう．

波形の確認

1 P波の確認

P波は，心電図の始まりの部分で，洞結節から発生する心房の興奮を示しています．よって，P波が確認できない場合には，心房の興奮や収縮が障害されていることを示します（表1）．

2 QRS波の確認

P波に続く波形がQRS波です．QRS波は心室の興奮を示し，その幅は心室の伝導時間を表しています（表1）．

3 ST部分，T波の変化

ST部分，T波の変化は，狭心症や急性心筋梗塞のような致死率の高い疾患の，簡便で迅速な診断に有用です．ST部分は，心電図の基線よりも上昇しているか，低下しているかで変化を判断します（図3）．

心電図モニタでST部分やT波に変化を認めたら，患者の自覚症状，バイタル

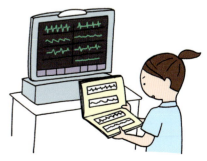

表1　心電図波形の基準値

波形	刺激伝達速度	興奮部位	臨床意義
P	0.08〜0.10秒	洞結節から心房	心房の興奮・収縮 洞結節：60〜100回/分の自動能
R-R	≒P-P間隔		心拍数の目安
P-Q	0.12〜0.20秒未満	洞結節から房室結節	心房から心室への刺激の伝達 房室結節：40〜70回/分の自動能
QRS	0.06〜0.1秒	ヒス束〜左右脚〜プルキンエ線維〜心室筋	心室の興奮・収縮 心室：40回/分以下の自動能
ST	伝達速度に臨床意義はない		基線からの上昇・下降により，心筋虚血の判断に有用
T	0.2〜0.3秒		心室の興奮がさめる過程 心室の拡張
QT	0.35〜0.44秒　またはR-R間隔の1/2 ※徐脈の場合は延長する		血清カルシウムなどの電解質異常や，抗不整脈薬使用時には，副作用によりQTが延長することがある

サインとともに，12誘導心電図も確認し，異常があればドクターコールを行います．

判断のポイント

心電図モニタを見たら，次の項目の判断を行います．

①心拍数の異常
②心電図波形の変化
③リズムの規則性
④心拍数や心電図波形変化の推移
　（いつから変化しているか）
⑤心房性不整脈か，心室性不整脈か，あるいは両方か
⑥患者のバイタルサインと自覚症状
⑦異常は一過性か，持続性か
⑧心肺蘇生や除細動が必要か

　心室性不整脈が疑われる，意識レベル・血圧の低下を伴う，患者に自覚症状が生じているなどの場合には迷わずドクターコールしましょう．致死的な不整脈が発生した場合には，すみやかに対応できるよう，BLSやACLSの訓練をしておくことが望まれます．

　持続しない不整脈でも，患者の状態変化の徴候である可能性があり，その緊急度に応じてドクターコールする必要があります．自分の判断に自信がない場合でも，懸念を伝えることは重要です．

＊

　心電図モニタはあくまでも機械なので，最終的な判断は人の目での確認が必要です．アラームや数値だけにとらわれずに，モニターを活用しながら患者を自分の目で確認することも重要です．

（水上奈緒美）

図3　ST部分の変化

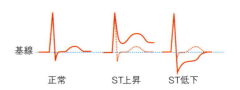

正常　　ST上昇　　ST低下

引用・参考文献
1) 中村恵子，柳澤厚生監：ナースのためのNEW心電図の教室（第2版）．学習研究社，2005．
2) 安達仁監：読める！気づける！対応できる！モニター心電図まるわかりガイド．月刊ナーシング，32(5)：8-50，2012．

36 波形の正常・異常

Part 4 心電図対応がわかる

波形の正常・異常と，その変化の見方がわかっている

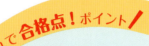

これで**合格点！**ポイント

- ☑ 心臓の電気的活動と心電図波形の関係を頭の中でイメージできる
- ☑ 誘導の特徴を知り，患者の状態に合った誘導を選択している
- ☑ 波形の異常に気づいたときは12誘導心電図をとっている

　心臓には，刺激伝導系という電気信号を適切に伝えるためのしくみがあります．洞結節から始まる電気的活動(興奮)は，房室結節，ヒス束，右脚・左脚へとつながります．

　この電気的活動をいろいろな方向から見たものが心電図であり，よく用いられる3点誘導(赤，黄，緑の3つの電極を使用)では，Ⅰ誘導，Ⅱ誘導，Ⅲ誘導を見ることができます．また，5点誘導ではⅠ～Ⅲ誘導に加え，aV_R，aV_L，aV_Fの波形，さらに白の電極を任意の胸部誘導部位に貼付することで，1つの胸部誘導波形もモニタリングすることができます．

　図1に，それぞれの誘導における目の位置と波形を示します．Ⅱ誘導を例に挙げると，心臓を斜め下から見ていることになります．Ⅱ誘導では，心房・心室どちらの興奮も電極側に近づいてくるため，P波，R波，T波はいずれも上向きの波形を描きます．心房(P波)に比べて心室(QRS波)のほうが圧倒的に筋力が多く，これに比例してQRS波は大きな波形として記録されます．

表1　3点誘導，5点誘導の目的と特徴

	3点誘導の場合
不整脈の観察	基本はⅡ誘導　AF(心房細動)の場合は虚血性変化を念頭に置き，ST変化が見やすいCM_5誘導(V_5波形に近似)も考慮
虚血性変化の観察	基本はⅡ誘導　医師と相談の上，5点誘導に変更するかCM_5誘導を考慮

5点誘導の場合(基本となるⅡ誘導のほかに以下の胸部誘導を選択する)	
不整脈の観察	不整脈診断や右脚ブロックの観察ではV_1波形を選択 AFの場合は虚血性変化を考慮し，ST波形の見やすいV_5波形を選択
虚血性変化の観察	V_5もしくはV_6波形を選択

—波形の正常・異常と，その変化の見方がわかっている— 133

図1　心臓を見る方向と心電図

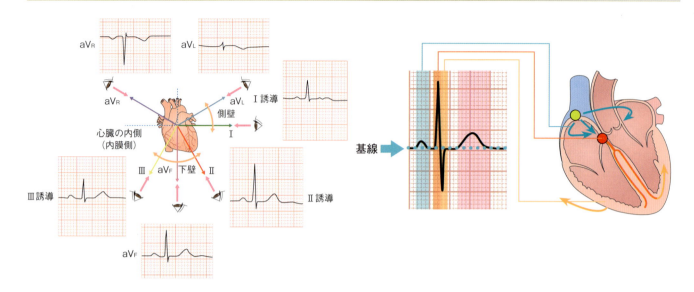

Ⅱ誘導が選択される理由

　心電図モニタは通常，Ⅱ誘導を選択することが多いと思いますが，これはなぜでしょうか？ それは，リズムの波がはっきりと見えるからです．
　Ⅱ誘導は心臓を縦方向で見ているため，心臓全体の動きが最も波形に現れる誘導といえます．その一方で，Ⅱ誘導では狭心症や心筋虚血などの虚血性心疾患を見つけにくいともいわれています．虚血部位によっても異なりますが，横方向の電位が生じた場合は，ST変化を観察しやすい胸部誘導が適しています．
　3点誘導で虚血性心疾患の患者をモニタリングする場合は，CM_5誘導（V_5波形に近似，図2）を選択することも考慮しましょう．また，5点誘導であれば，V_5もしくはV_6を選択することをお勧めします．

図2　CM_5誘導

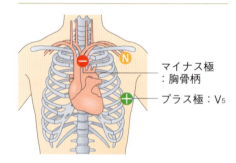

マイナス極
：胸骨柄

プラス極：V_5

異常を感じたら12誘導心電図を

　表1に示すように，心電図モニタの目的によって誘導が選択できれば理想的ですが，循環器の専門病棟でない限り，厳密に行っている施設は少ないと思います．なぜその波形を選択しているのかを認識しておくことは当然必要ですが，むしろ，波形の変化や患者の自覚症状，バイタルサインの変化から異常だと感じたときには，12誘導心電図をとることを徹底するほうが大切です．
　心電図モニタは心臓の状態をいろいろな角度から観察できる優れたモニターですが，万能ではないことを理解しておいてください．

（清田和弘）

引用・参考文献
1）市田聡：ハート先生の心電図教室　初級編（改訂新版）．医学同人社，2015．
2）大上丈彦：ねじ子とパン太郎のモニター心電図．エス・エム・エス，2014．
3）小沢友紀雄：心電図免許皆伝　心電図の読みかた・考えかた．日本医事新報社，2015．

37 致死性不整脈

致死性不整脈を見逃さず，伝達，蘇生へつなげることができる

Part 4 心電図対応がわかる

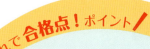

- ☑ 致死性不整脈（VF, pulseless VT, PEA, asystole）が引き起こす循環動態の異常を知っている
- ☑ 致死性不整脈の波形の特徴がわかっている
- ☑ 致死性不整脈発見後の対応を知っている

　日本では，1年間におよそ7万人以上の心原性心肺機能停止傷病者がいるといわれており，その数は年々増加傾向にあります．病院でも，とくに循環器病棟では致死性不整脈に遭遇することもまれではありません．

　致死性不整脈とはその名のとおり，放置すると短時間で死亡してしまう危険性の高い不整脈であり，以下のようなものをさします．

- 頻脈性不整脈：心室細動（VF），無脈性心室頻拍（pulseless VT）
- 徐脈性不整脈：完全房室ブロック，洞停止，無脈性電気活動（PEA），心静止（asystole）

　本稿では，これらの致死性不整脈の中でもとくに重要な波形について，病態と波形の特徴，不整脈確認後にとるべき対応について解説します（**表1**）．

心室細動（VF）

　心室細動は，心室筋が無秩序に興奮し，心拍出量がまったく得られない状態です．イメージとしては，個々の心筋細胞が勝手気ままに動いている状態であり，心臓の見た目はプルプルと震えている状態です．

　VFはただちに治療を開始しなければ死に至ってしまいます．脳のダメージを最小限に抑えるために，絶え間ないCPR（心肺蘇生）を実施し，一刻も早く除細

VF
ventricular fibrillation．心室細動．心室筋が無秩序に興奮し，不規則に収縮する状態．心室が十分収縮できず，心室からの血液駆出はほとんどなくなるため，数分間の継続で死に至る．

VT
ventricular tachycardia．心室頻拍．心電図上規則正しい幅の広いQRS波が続く頻拍．無症状のものから，動悸，めまい，失神，心室細動へ移行して突然死をきたす例まで多彩．

PEA
pulseless electrical activity．無脈性電気活動．電気活動はあるが，機械的収縮はほとんどなく，脈や血圧が確認できない状態．

asystole
心静止．心臓の電気活動がなくなり，まったく心拍出のない状態．

表1 致死性不整脈

種類	イラスト	波形	波形の特徴	説明
VF （心室細動）	ぷるぷる		・まったく不規則に基線がゆれる ・ぐちゃぐちゃとしかいいようがない波形	心室内のさまざまな場所で興奮が無秩序に起こっている状態. 心筋がバラバラに収縮している.
pulseless VT （無脈性 心室頻拍）	どきどき		・P波がなく，幅広いQRS波を繰り返し認める ・波形全体がノコギリの歯状	心室内に発生した異所性興奮が旋回することや，心筋細胞の自動能が亢進することで発生する. VFに比べると心筋の動きはある程度そろっている.
PEA （無脈性 電気活動）	電気刺激 しーん…		・何らかの波形は認める ・一見sinusに見えることもある （しかし脈拍は触知不可）	電気刺激は出ているが，心筋は反応しておらず，収縮していない状態.
asystole （心静止）	しーん…		フラットな波形	電気刺激も発生しておらず，心筋も動いていない状態.

動を行います．VFは外部から強い電気刺激を与えることでバラバラだった心筋細胞がリセットされ，そろって動くようになる（除細動）可能性があります．

無脈性心室頻拍（pulseless VT）

　心室頻拍（VT）は，心室性期外収縮（PVC）が3連発以上と定義されており，心室内に発生した異所性興奮が旋回（リエントリー回路）することや，心筋細胞の自動能が亢進することで発生します．VFのようにバラバラではなく，ある程度かたまりで動いている状態であり，効率が悪い状態です．このうち，脈が触れない場合を，pulseless VTといい，有効な心拍出量が得られていない状態を意味します．

　VFと同様，すぐにCPRと除細動が必要となります．脈や意識があれば，時間的に余裕がありますが，VFに移行する可能性もあります．バイタルサインの観察を続け，すぐに除細動ができる準備を行います．

CPR
cardiopulmonary resuscitation，心肺蘇生．心停止時に胸骨圧迫と人工呼吸の組み合わせを行う救急蘇生法．

PVC
premature ventricular contraction，心室性期外収縮．予想される時期よりも早期に，心室から生じる電気的な興奮．

pulseless VT
pulseless ventricular tachycardia，無脈性心室頻拍．心室頻拍で脈が触れないVTであり，心停止と同意義である．

図1 致死性不整脈発見時の初期対応

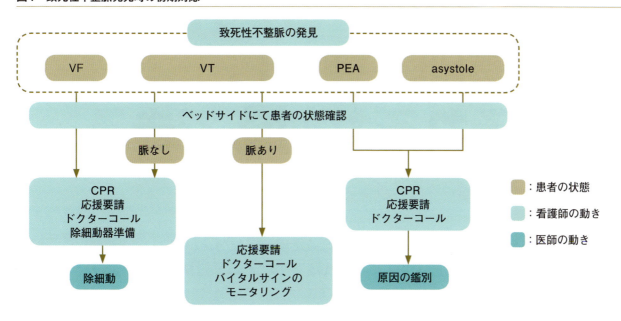

無脈性電気活動（PEA），心静止（asystole）

　PEAは，心臓の電気刺激は出ているが，心筋が反応していない状態です．また，asystoleは電気刺激がなく，心筋も動いていない状態です．

　いずれの場合も，すぐにCPRやアドレナリンの投与などを行います．除細動は効果がありませんが，VFに移行する可能性もあるため，除細動器は準備しておきます．

　また，PEAやasystole発見時は，VFが隠れている可能性をチェックします．CPRを行いながら，コードの接続不良やモニターの感度を確認し，誘導を切り替えてみましょう．

　主な原因には表2に示す10項目があり，鑑別と対処が必要です．

＊

　これら4つの致死性不整脈は，心臓が有効循環を保てなくなっている状態，つまり心停止をきたします．脳の血流がなくなると当然意識が消失し，約4分で不可逆的なダメージを受けてしまいます（p.129図1参照）．致死性不整脈に遭遇した際は，躊躇せずにCPRを行い，チームで救命活動を行ってください（図1）．

（清田和弘）

表2　PEAとasystoleの原因

5H	循環血液量減少（Hypovolemia）
	低酸素血症（Hypoxia）
	水素イオン（Hydrogen ion）（アシドーシス）
	高・低カリウム血症（Hyper/hypo Kalemia）
	低体温（Hypothermia）
5T	緊張性気胸（Tension pneumothorax）
	心タンポナーデ（Tamponade, Cardiac）
	薬物（Toxins）
	血栓症・肺動脈（Thrombosis, pulmonary）
	血栓症・冠動脈（Thrombosis, coronary）

文献4）より引用

引用・参考文献
1）市田聡：ハート先生の心電図教室　初級編　改訂新版．医学同人社，2015．
2）大上丈彦：ねじ子とバン太郎のモニター心電図．エス・エム・エス，2014．
3）総務省消防庁：平成26年版　救急・救助の現況．
4）American Heart Association：ACLSプロバイダーマニュアルAHAガイドライン2010準拠．シナジー，2012．

38 アラーム

心電図アラーム対応の原則を理解し，それぞれ対応できる

これで合格点！ポイント

- ☑ アラームの種類と重要度がわかる（不整脈アラーム・上下限アラーム・テクニカルアラーム）
- ☑ 患者ごとにアラームの設定を確認できる
- ☑ 鳴っているアラームの確認と患者の観察をして報告できる

アラームの種類と重要度

アラームには異常を知らせてくれる役割があり，緊急を要するものとそうでないものがあります．緊急度の判断や対応を行うには，アラームの意味や原因を理解することが必要です．

心電図モニタにはたくさんのアラーム機能がありますが，おさえるべきアラームは以下の3点です（**表1**）．

1 不整脈アラーム

不整脈検出時に発生します．心停止に分類される致死性不整脈のほかに，頻脈，徐脈，期外収縮などで発生します（不整脈アラームの分類は**表2**）．

2 上下限アラーム

パラメータ（血圧，心拍数など）の計測値が設定値を超えたときに発生します．

3 テクニカルアラーム

装置本体や測定環境，電波の送受信に関連します．モニターの電極外れなど

MEMO

138　Part 4 ｜ 心電図対応がわかる

図1 アラーム発生時のモニタ画面

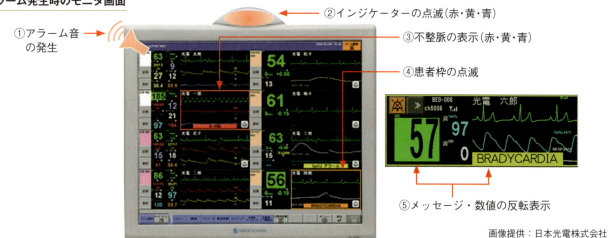

① アラーム音の発生
② インジケーターの点滅（赤・黄・青）
③ 不整脈の表示（赤・黄・青）
④ 患者枠の点滅
⑤ メッセージ・数値の反転表示

画像提供：日本光電株式会社

表1 アラームの重要度

重要度	意味	色	通知音
高 ↑ 優先順位 ↓ 低	緊急 CRISIS	患者が異常な状態で，緊急に処置をしなければ生命に悪影響を与えるときに発生	赤	連続音（ピロピロ）
	警戒 WARNING	患者の異常，機械の異常などで，なるべく敏速な処置を要求するときに発生	黄	連続音（ピンポン）
	注意 ADVISORY	患者の異常，機械の異常，正確な計測ができていない可能性があるときに発生	青	単発音（ポーン）

文献1)を参考に作成

表2 不整脈アラームの分類

色	種類
赤	心室頻拍（VT），心室細動（VF），心静止（asystole）
黄	徐脈（bradycardia），頻脈（tachycardia），洞停止（pause）など
青	単発心室期外収縮（VPC），連発心室期外収縮（couplet），2段脈（bigeminy），多形性期外収縮（multiform）など

で発生します．不整脈アラームや上下限アラームに比べると重要度が低いようにみえますが，正確な情報を得るためにきちんと対応するべきアラームです．

アラームの設定

　心電図のアラームは，ほかの医療機器同様，適切に設定することが大切です．アラームが鳴りっぱなしの状態は，対応の遅れや放置につながります．

1 不整脈アラーム

　不整脈アラームは，アラームの頻度をアセスメントしたうえで，ON・OFFの設定を行うことができます．OFFの場合には対応の遅れにつながることもあるため，設定状況を確認することが必要です．
　なお，致死性不整脈の際に発生する赤アラームは，常に最優先で発生するようになっていて，OFFの設定を行うことはできません．

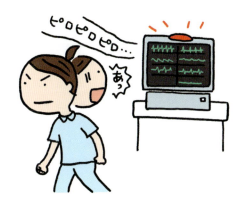

—心電図アラーム対応の原則を理解し，それぞれ対応できる— 139

2 上下限アラーム

上限も下限も自由に設定が可能です．通常は患者のふだんのバイタルサインの値や医師のコールラインに合わせて設定します．アセスメントも必要になるため，まずはどのように設定されているのか確認するようにしましょう．

また，患者の状態変化に合わせて，アラームの設定を確認することも大切です．

アラーム発生時の対応

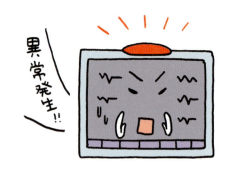

原則はどのアラームでも同じです．緊急性の判断や対応は，次の手順を実施したうえで行います．

1 アラームの確認

アラームが鳴ったら，最初にアラームの種類を確認します．**図1**にアラーム発生時のモニタ画面を示します．画面上でアラームの種類や心電図波形，パラメータの数値等を確認しましょう．消音は，必要な情報を得てから行います．

2 患者の観察

次に，ベッドサイドへ行き，患者の観察を行います．バイタルサインや意識レベル，呼吸状態などを観察します．

もし自然にアラームが止まっても，必ず自分の目で患者の確認を行います．アラームは異常を知らせてくれますが，モニターから得られる情報は一部でしかありません．思い込みや過信をしないことが大切です．

テクニカルアラームの場合は，電極やプローブの確認が必要です．

3 報告・応援の要請

アラームの種類や患者の状態を報告します．とくに不整脈の場合は，アセスメントや対応がむずかしくなります．黄アラームであっても，必ず報告し他スタッフに一緒にみてもらいましょう．

アラーム別の対応のポイント

1 不整脈アラーム

① 赤（緊急）アラーム

赤アラームに分類されているのは，心停止に分類される致死性不整脈です．緊急を要するので，ただちにベッドサイドへ行き意識の確認などを行います．蘇生が必要となるため，その場を離れずに応援を要請することが大切です．

② 黄（警戒）アラーム

バイタルサインの異常や，致死性ではない不整脈が発生している状況です．

Column

アラーム解除ボタン

皆さんは，アラームの解除ボタンを押すとどの位の時間そのアラームが解除になるか知っていますか？

答えは2分間です．アラームの原因が解決しないと，2分後に再度アラームが発生します．

心電図を装着している患者が多ければ多いほどアラーム発生頻度も高くなり，アラームに対する反応が鈍くなることがあります．また，アラームに気付いても患者の観察をせずに，2分毎に解除ボタンを押し続けている光景を目にして，危険だなと思うこともあります．

そうならないためにも，アラームの意味や重要度を理解して適切に設定することで，有効に活用できるようにしたいですね．

ベッドサイドへ行き患者の観察をします．

赤アラームに比べると緊急性は低くなりますが，医師への報告や薬剤投与が必要な場合もあります．致死性不整脈に移行する可能性もあるため，1人で対応せずすみやかに報告しましょう．

③青(注意)アラーム

黄アラームよりもさらに緊急性の低い不整脈により発生します．他のアラームと同じように患者の観察やバイタルサインの測定，報告を行います．

2 上下限アラーム

ベッドサイドで患者の観察を行います．血圧や心拍数を経時的にモニタリングしている場合はコールラインが設定されていることが多いので，指示を確認して対応します．

アラームの頻度が高い場合は，設定を見直す必要もあるので，設定状況を確認するようにしましょう．

3 テクニカルアラーム

電極やケーブルの接続が外れる，電波の送受信が悪いなどの測定環境のトラブルにより発生します．アラームの色は青です．

緊急性は高くはありませんが，放置すると患者の状態変化の発見の遅れにつながる危険があります．ベッドサイドに行き，電極の位置やケーブルの接続を確認するようにしましょう．

(力石 彩)

Column

急変発生時の応援要請

皆さんの施設では，急変発生時の応援要請をどのように行っていますか？

筆者は新人の頃，VT発生時に報告するためにその場を離れてしまい先輩に叱られた経験があります．

VTやVFなどの致死性不整脈時は，直ちに胸骨圧迫を開始することが大切です．そのため，その場を離れてはいけないのです．

VTでは，心電図の赤アラームが発生するので，大抵のスタッフは気付いてベッドサイドに駆けつけます．筆者の部署では，ナースコールを押しつつ「○号室でVTです！」と大声で叫ぶようにしています．皆さんも，応援要請について確認してみてください．

引用・参考文献

1) 日本光電：セントラルモニタ(CNS-9601)：取扱説明書 第5章「アラーム機能」．
2) 日本看護協会 事業開発部 医療安全担当：一般病棟における心電図モニタの安全使用確認ガイド．2012年3月版．
https://www.nurse.or.jp/nursing/practice/anzen/pdf/sindenzu/zenbun.pdf
3) 三宅良彦編著：モニター心電図で知っておきたい100のこと．月刊ナーシング，35(4)：24-31, 56-61, 2015.
4) 林敏雅：はじめてでもやさしいモニター心電図．学研メディカル秀潤社，2014.
5) 吉野秀明監：ゼロからわかるモニター心電図．成美堂出版社，2014.
6) 三宅良彦編：はじめてでも使いこなせる・すぐ動ける 心電図デビュー．学研メディカル秀潤社，2013.
7) 関口敦監：超図解 新人ナースのためのすいすい循環モニタリング．HEART nursing，2014年春季増刊(360)：63-75, 2014.

39 心室頻拍（VT）

VTの重症度が判別でき，何をすべきか判断できる

これで合格点！ポイント

- ☑ VTの種類を理解し，波形を認識できている
- ☑ VT発生時の対応とその根拠がわかり，実施できる
- ☑ 報告の内容とタイミングを説明できる

心室頻拍（VT）波形の特徴と重症度

1 VT*とは

　先行するP波がなく，0.12秒以上の幅広いQRS波（心室性期外収縮）が3連発以上出現し，心拍数は140～180回/分となります．VT波形を**図1**に示します．

　VTは，頸動脈触知の有無がとても重要になります．脈が触れず失神を伴うものを無脈性VT（pulseless VT）といい，心停止に分類される致死性不整脈だからです．

　また，脈の有無以外にもVTには分類があり，重症度を判断するうえで大切なので，**表1**をぜひ覚えてください．

2 VTの重症度

　VTは，有効な心拍出量が得られない状態です．持続時間が長くなるほど血行動態が悪化していくので，NSVTよりもSVTがより重症です．NSVTでも，繰り返す場合や頻度が多い場合は注意が必要です．

* : 心室頻拍（VT）は致死性不整脈の1つで，心室内の組織が障害されることで形成されるリエントリー回路（通常とは異なる刺激伝導路）や，心筋細胞の自動能の亢進などが原因で発生します．急性心筋梗塞や心筋症などで起こりやすく，心室細動に移行する可能性の高い危険な不整脈です．

表1　VTの分類

分類	名称	特徴
波形の形	単形性VT	同じ形のQRS波が連発する．
	多形性VT（トルサード・ド・ポアンツ：TdP）	QRS波の形が同一ではなく変動する．捻じれたような特徴的な形を呈する．
持続時間	持続性VT（SVT）	30秒以上持続する．
	非持続性VT（NSVT）	30秒以内に自然に停止する．

文献1）および3）を参考に作成

図1　VT波形

単形性VT

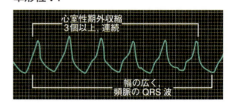

多形性VT（TdP）

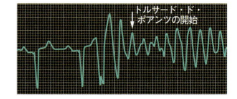

また，心拍数は早ければ早いほど一回心拍出量が減少し血行動態が破綻しやすくなります．持続時間とともに心拍数を確認し報告することが大切です．
波形の分類では，多形性VTは失神を伴うもので，無脈性VTに分類されます．

VTが発生したらベッドサイドへ急行！

VTでは，心拍出量の低下により各臓器への血流が減少します．とくに脳は虚血による影響を受けやすく，3～5分間血流が途絶すると低酸素脳症という不可逆的な変化を起こすため，脳への血流の有無を最初に確認します．

VT波形に気づいたら，ただちに患者の元へ行き，意識があるか，頸動脈が触れるかを観察することにより，脳への血流の有無を確認します（図2）．

1 脈がない場合

頸動脈が触れない場合，発見者はその場を離れずにナースコールなどで応援を要請しつつ，直ちに胸骨圧迫を開始します．2分毎に頸動脈の有無や心電図波形の確認を行うため，胸骨圧迫の開始時間を確認しておくとよいでしょう．

さらに，pulseless VTでは除細動を施行します．胸骨圧迫を継続し，準備が出来次第，除細動器またはAEDでショックを行います．

2 脈がある場合

ただちに蘇生が必要な状態ではありません．慌てず落ち着いて，血圧や意識レベル，呼吸状態などを確認します．とくに，「意識が遠のく感じ」などの失神の前兆を訴える場合もあるので，自覚症状の確認は重要です．

脈が触れていてもpulseless VTへ移行することも考えられるので，ベッドサイドを離れることは危険です．ナースコールなどで応援を要請します．

NSVTのように短時間で自然回帰する場合は経過観察の指示が出ることもありますが，まずは医師に報告し判断を仰ぎます．

3 持続するVTの対応

脈がある状態でもVTが持続する，繰り返す場合には血行動態は悪化するので，すみやかな報告が必要です．応援を待つ間も，意識レベルや血圧の観察を継続しましょう．医師の到着までに，既往歴，薬歴，心電図モニタの不整脈履歴や直前の行動などVT発生要因の確認，12誘導心電図の実施などを行います．投薬や除細動により血行動態の改善をはかることもあるので，救急カートや除細動器の準備も必要です．

VT発生時は，蘇生，医師への報告，家族への連絡など，とにかく人手が必要です．VT波形に気付いたら，自分が第1発見者ではなくても，すでに誰かがベッドサイドに行っていても応援が必要であることを意識して，ベッドサイドに駆けつけましょう．

（力石 彩）

VT
ventricular tachycardia，心室頻拍

リエントリー回路
通常とは異なる刺激伝導路．

NSVT
nonsustainded ventricular tachycardia，非持続性心室頻拍

SVT
sustainded ventricular tachycardia，持続性心室頻拍

図2　頸動脈の確認

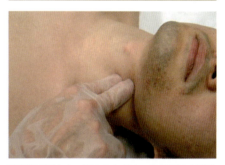

頸動脈が触れない場合はただちに胸骨圧迫を開始する．

引用・参考文献
1) American Heart Association：ACLSプロバイダーマニュアル AHA ガイドライン2010準拠．シナジー，2012．
2) AHA 心肺蘇生と救急心血管治療のためのガイドラインアップデート2015，American Heart Association，2015．
3) 山下直也ほか：心電図の読み方．ICU 3年目ナースのノート（道又元裕総監），日総研，2013．
4) 濱本実也ほか編著：先輩ナースが伝授 みえる身につく 好きになる アセスメントの「ミカタ」，メディカ出版，p.71-78，2010．
5) 佐藤弘明：看護の現場ですぐに役立つモニター心電図．秀和システム，2015．
6) 大八木秀和：心電図を見るとドキドキする人のためのモニター心電図レッスン．医学書院，2012．
7) 奥出潤：これならわかる！かんたんポイント心電図 第2版．医学書院，2011．

40 心房細動（Af）

Afの重症度がわかり危険か危険でないかがわかる

これで合格点！ポイント

- ☑ 徐脈性の心房細動は失神発作に気をつけている
- ☑ 頻脈性の心房細動は心不全に気をつけている
- ☑ 合併症として脳梗塞を起こしやすく，予防が必要なことを知っている

心房細動（Af）とは

心房細動（Af）は，心房内で無秩序な電気刺激が1分間に約350〜600回発生することで心房が細かく震え，十分な収縮ができていない状態です（表1）．心拍出量は，正常な収縮時に比べて10〜20％低下するといわれています．

心電図の特徴は，P波はなく代わりに心房の無秩序な興奮がf波という基線の細かい揺れとして表現されます（図1）．その興奮のいくつかが心室に不規則につながるため，R-R間隔が不規則となり，これを絶対性不整脈といいます．

表1　心房細動の3つの分類

発作性の心房細動	突然発症し，自然に止まるが再発を繰り返す
持続性の心房細動	7日以上続き，自然に止まらないが薬や除細動で止まる
永続性の心房細動	薬や除細動で止まらない

図1　心房細動（Af）

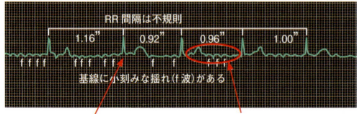
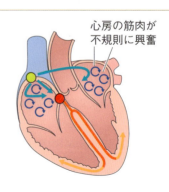

- QRS幅は狭い
- P波がない
- 基線の揺れ
- f波（細動波）の出現

心房の筋肉が不規則に興奮

心臓弁膜症，甲状腺機能亢進症，高血圧性心疾患，慢性呼吸器疾患などに起こりやすく，加齢に伴い発生頻度は高くなります．健常者においては，精神的なストレスや手術，迷走神経の急激な緊張などで起こりやすいです．

Afと心拍数の関係

1 徐脈性のAf

心拍数が60回/分以下の場合を，徐脈性の心房細動といいます．房室結節の伝導障害が強い場合に生じますが，抗不整脈薬の副作用により起こることもあります．

心拍出量減少による血圧低下，めまいや失神発作が出現した場合は，バイタルサインや意識レベルの観察を行い，すみやかに医師へ報告します．そして引き続き心電図モニタでの観察を継続します．

緊急時は，ペースメーカーでの治療が必要になることもあるため念頭に置きましょう．

2 頻脈性のAf

未治療な心房細動の多くは，心拍数が120〜200回/分の頻脈性の心房細動となります．十分に心臓が拡張できないまま収縮するため心拍出量が減少し，血圧の低下から全身の臓器が虚血状態になります．

また，左室の拡張不全からうっ血性心不全をきたすことも多いため，バイタルサイン，意識レベル，心不全の症状・動悸，胸部不快，倦怠感などの観察を行います．すみやかに医師へ報告し，心電図モニタでの観察を継続します．

治療は心拍数のコントロールを行う必要があり，Ca拮抗薬やβ遮断薬が多く用いられます．急性心筋梗塞や心不全の患者では，頻脈性の心房細動により循環動態が急激に悪化しやすいため，除細動など緊急治療に迅速に対応できるようにしておきましょう．

血栓形成の注意すべきタイミングと予防

心房細動になると，心房の収縮が十分に行われなくなるため，左心房内に血液が停滞し血栓が形成されやすくなります．3日以上持続する場合や，徐脈性，発作性から洞調律に回復するときが血栓形成されやすいタイミングです．

全身の血栓塞栓症の原因となりますが，なかでも脳塞栓症のリスクは高く，心房細動がある人とない人で比べると約5倍ともいわれています．

早期から予防として抗凝固薬が投与される傾向にありますが，重要な合併症として出血のリスクが高くなることも理解しておきましょう．そして，脱水の状態では血栓を形成しやすいため，輸液量や飲水量にも注意しましょう．

（小美濃明子）

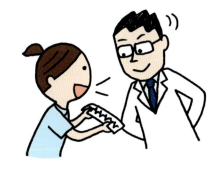

Af
atrial fibrillation．心房細動．加齢に伴い増加する絶対性不整脈．

f波
細動波，基線の揺れ．

41 房室ブロック

房室ブロックがわかり危険かどうかがわかる

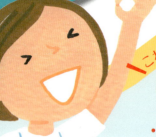

これで合格点！ポイント

- ☑ P波とQRS波のつながりに着目し，房室ブロックの種類を判別できる
- ☑ モビッツⅡ型以上の房室ブロックは，めまい，失神，心停止の危険性に注意する
- ☑ 危険な房室ブロックに対し適切な対応ができる

房室ブロックは，心房の興奮が心室へ伝わりにくくなった状態です．洞結節から出た刺激が心房を興奮させ（P波），房室結節，ヒス束，左右脚，プルキンエ線維に伝導され，心室の興奮（QRS波）が発生しますが，このいずれかの伝導が障害されると房室ブロックが生じます．

原因は，急性心筋梗塞や迷走神経の関与，弁膜疾患や心筋症，ジギタリスや抗不整脈薬が挙げられます．

徐脈性の不整脈はなぜ危険なのか

不整脈は「期外収縮」「頻脈」「徐脈」の3つに分けられます．なかでも徐脈性の不整脈は，数秒持続することでめまいが生じ，さらには失神発作（アダムス－ストークス症候群）を起こすこともあり，また心停止となる危険性も高いです．

このような危険な徐脈性不整脈の1つに房室ブロックがあるため，心電図の波形から正しく判別する力が求められます．

> **アダムス－ストークス症候群**
> 不整脈などによる脳の虚血症状が突然現れ，全身痙攣や二次的な頭部外傷につながる発作症状がある症候群．

房室ブロックの3つの分類

1 Ⅰ度房室ブロック

心房から心室へ興奮伝導が遅延するものです．房室結節の伝導が遅れたもの

で，心電図上ではPQ時間が0.2秒以上の延長のみで，P波の後のQRS波は必ずあります（**図1**）．

2 Ⅱ度房室ブロック

心房から心室へ興奮伝導がときどき途絶える場合をいいますが，途絶え方でウェンケバッハ型とモビッツⅡ型の2つに分類できます．

①ウェンケバッハ型

心房から心室への興奮伝導が徐々に遅延し，ついには伝わらなくなる状態を繰り返します．心電図上では，PQ時間が徐々に延長し，QRS波が欠落します（**図2**）．

②モビッツⅡ型

心房から心室への興奮伝導がときどき伝わらなくなる状態です．心電図上では，PQ時間は一定ですが，突然QRS波が欠落します（**図3**）．

3 Ⅲ度房室ブロック

心房から心室へ興奮伝導がまったく伝わらないものです．心房と心室は固有のリズムで興奮しており，心電図上ではP-P間隔とR-R間隔は一定ですが，P-R間隔は不定となります（**図4**）．

危険性が高い房室ブロック

Ⅰ度房室ブロックは，伝導が遅いだけで必ずつながります．ウェンケバッハ型は，房室結節内で伝導障害が起こっている状態で，心筋梗塞やリウマチ性心筋炎など原疾患の治療をすることで正常に戻る可逆的なブロックです．

しかし，モビッツⅡ型はヒス束より下の部分に障害があるため，高度の徐脈や心停止に移行する危険性，さらにはⅢ度房室ブロックに移行する可能性もあります．そのため房室ブロックを発見した際は波形を注意深く観察し，モビッツⅡ型以上の場合はすみやかに医師へ報告します．

1 観察の必要性

Ⅰ度房室ブロックとウェンケバッハ型は症状がないことが多いため，心電図モニタでの観察で十分といえます．

房室ブロックで怖いのは，徐脈によって起こる失神発作や不意に出現する心停止です．これらは，モビッツⅡ型とⅢ度房室ブロックに起こりやすいため，心電図モニタでの観察はもちろんのこと，血圧や脈拍などの循環動態以外にも，意識レベルや呼吸状態も注意深く観察します．

2 環境を整える

モビッツⅡ型とⅢ度房室ブロックは，通常ペースメーカー（体外式あるいは植え込み型）が適応となります．これらの処置が施されるまでは，心電図モニタの

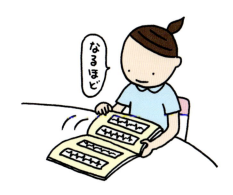

図1　Ⅰ度房室ブロック

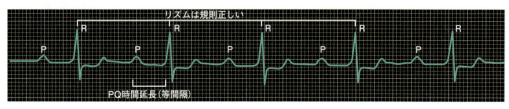

P波の後にQRS波が必ずある.

図2　Ⅱ度房室ブロック ウェンケバッハ型

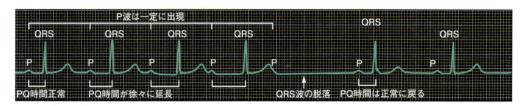

図3　Ⅱ度房室ブロック モビッツⅡ型

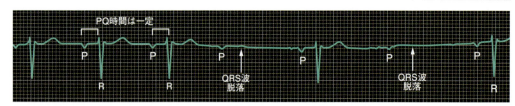

突然のQRS波の脱落.

図4　Ⅲ度房室ブロック

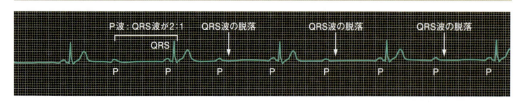

P波は常に一定, R-R間隔は一定.

装着と，可能な限りスタッフステーションに近い病室を選択します．
　心拍数を上げるため，アトロピンやイソプロテレノール投与ができるよう静脈ラインの確保や，経皮的ペーシングの実施ができるよう除細動器の準備も必要です．重篤になると心停止に至るため，救急カートを準備し急変に備えることも大切ですが，患者に不安を与えない配慮も忘れないようにしましょう．

（小美濃明子）

42 徐脈・頻脈

徐脈，頻脈の対応法がわかる

Part 4 心電図対応がわかる

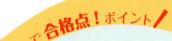

- ☑ 徐脈，頻脈に気づき，患者の状態観察ができる
- ☑ 報告が必要な状態かを考えられる
- ☑ 医師へ状態報告をし，情報共有を行い対応ができる

　心電図は，心臓が生み出す電気変化を記録し，さまざまな波形をとらえます．日常的に使用する心電図ですが，そこから発せられるメッセージを受け取ることができなければ，状態悪化につながる危険性があることを認識しておかなければなりません．

　本稿では，徐脈・頻脈に気づき状態観察へつなげ，医師と情報共有を行うポイントについて解説します．

徐脈，頻脈に気づく観察

　徐脈，頻脈を理解するには，まず心拍数を知る必要があります．洞調律は60～100回/分であり，これより逸脱した場合が徐脈・頻脈といえます．

　ただし，60回以下の徐脈や100回以上の頻脈は必ず医師へ報告が必要かというとそうではありません．それは，徐脈・頻脈にはさまざまな原因からなる不整脈（**表1**）があるためです．

表1　徐脈・頻脈の原因と不整脈

	徐 脈	頻 脈
原 因	副交感神経緊張状態（高齢者，スポーツ選手，迷走神経反射，就寝時），心筋症，虚血性心疾患，甲状腺機能低下症，薬剤（βブロッカー，ジギタリス，キニジン，モルヒネ，鎮静薬など）	交感神経緊張状態（興奮，ストレスなど），発熱，痛み，貧血，運動，高齢者，低K血症，甲状腺機能亢進症，心不全，虚血性心疾患，僧房弁狭窄症・閉鎖不全，薬物中毒（アトロピン，ジギタリスなど）
不整脈	洞性徐脈，洞不全症候群，房室ブロック，房室接合部調律	洞性頻脈，発作性頻拍（PSVT，VT），心房細動・粗動，心室細動・粗動，期外収縮

―徐脈，頻脈の対応法がわかる― 149

大切なことは，心電図に表示されている心拍数と患者の脈に違いがないかを確認することです．心電図からのメッセージを受け，本当に，患者が徐脈・頻脈であるかベッドサイドへ行き観察することが重要なのです．

報告が必要な状態とは

1 徐脈

心電図の波形から，考えられることを整理する必要があります．

徐脈の心電図では，R-R間隔が長くなっています．心臓が収縮した後，次の収縮までの時間が長いことを意味します．もともと徐脈であるスポーツ心臓の方はともかく，心拍数が40回/分以下の徐脈の場合，伝導障害も考え異常ととらえる必要があります．

2 頻脈

頻脈の心電図では，R-R間隔が狭まっています．これは，心臓の拡張時間が短く十分な血液が満たされる前に収縮するため，1回に拍出される血液量が減少することを意味します．

心拍出量（1分あたりの心臓から出ていく血液量）＝1回拍出量×心拍数ですから，量を数で補っているといえるでしょう（**図1**）．

安静下でも，発熱や痛みがあると心拍数は120回/分位までは上昇するため，一概に報告が必要とは言い切れません．しかし，心拍数が120回/分以上に上昇すると心拍出量は低下するともいわれており，心筋障害がある場合や高齢者は，さらにその域は狭まるため注意が必要です．

心拍数が120回/分以上の場合，心拍出量についても考え医師への報告を検討し，140回/分以上になるようであれば医師へ報告をしたほうがよいでしょう．

医師へ報告し情報共有を行う

徐脈・頻脈といってもすべてが病的ではなく，自律神経（副交感神経や交感神経）が関係し起こるものや複合的に起こるものがあります．そのため，医師には，①最低限の患者情報と背景，②異常と考えられる原因と今後考えられること，③緊急性や指示の確認をします．

医師と情報共有をすることで，早急な対応ができ状態の安定をはかることができます．コミュニケーションスキルの1つであるSBAR（p.95参照）を用い報告するとよいでしょう．また，日頃から報告や確認し合える関係を築くことも，私たち看護師の役割かもしれません．患者からの声を医師へ伝えられる大事な役割があることを認識し，経験を積む必要がありますね．

（河村葉子）

図1　心臓の拍出量

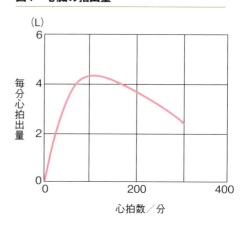

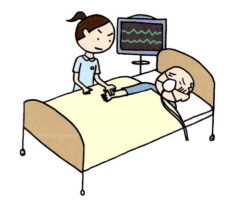

引用・参考文献

1) 杏林大学医学部付属病院看護部：心電図の教室．月刊ナーシング，19(5)，1999．
2) 石橋克彦：もう忘れない！早わかり心電図（第1版）．メディカ出版，2006．
3) ポールL.マリノ：ICUブック（第3版，稲田英一監訳）．メディカル・サイエンス・インターナショナル，p.295-311，2008．

43

Part4 心電図対応がわかる

心電図モニタと上手に付き合えている

①危険に見えても安心してよい波形, 正常に見えるけど実は危険な波形

これで**合格点！**ポイント

☑ 波形の特徴を知っている

☑ 波形から循環のアセスメントができる

☑ 緊急度の判定ができ, 対応できる

　さまざまな波形を覚えることは容易ではありません. しかし, 波形を知らなければ, 臨床で見過ごされるばかりではなく, 異常をキャッチすることもできません. 波形の特徴を知り, 心臓がどのような状態かを想像することができれば, 緊急度の判断や循環のアセスメントに役立てることができるはずです.

　危険に見えても実は安心してよい波形とその特徴を**表1**に挙げ, 正常に見えても実は危険な波形とその特徴を**表3**に挙げます.

MEMO

波形や心拍数から循環のアセスメント

　安心してよい波形も実は危険な波形も, 循環が維持されているかを考え観察できることが重要です.

① もともとの頻脈や徐脈

　速い・遅い脈ではありますが, P波があるため心房収縮はあり, 心室へ血液が送り出され循環は維持していると考えられます.

② 呼吸性不整脈

　生理的なものであり, 呼吸と心拍数の確認にて循環が維持されていると想像できます.

③ 心拍数が落ち着いている慢性心房細動

　P波がないため心房収縮はなく, 心拍出量は減少しますが, 心拍数が落ち着いているため安定していると考えられます.

—①危険に見えても安心してよい波形, 正常に見えるけど実は危険な波形— 　151

表1 危険に見えても実は安心してよい波形

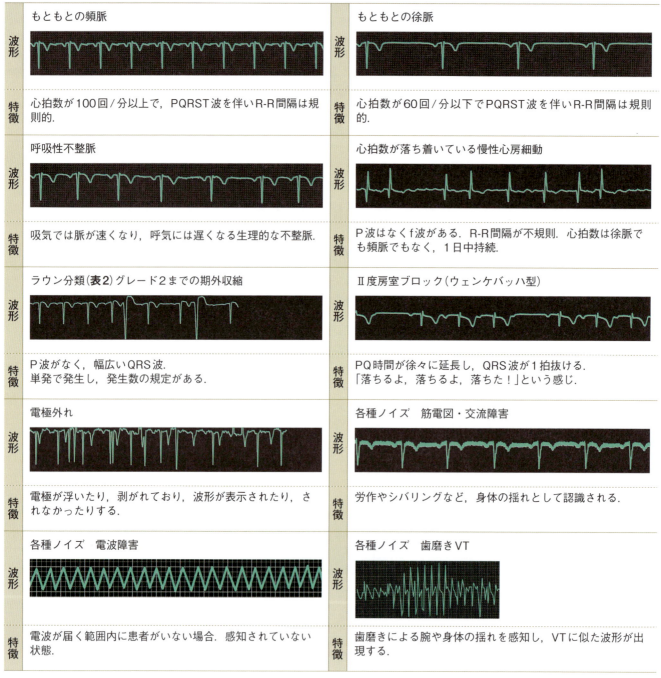

波形	もともとの頻脈	波形	もともとの徐脈
特徴	心拍数が100回/分以上で，PQRST波を伴いR-R間隔は規則的．	特徴	心拍数が60回/分以下でPQRST波を伴いR-R間隔は規則的．
波形	呼吸性不整脈	波形	心拍数が落ち着いている慢性心房細動
特徴	吸気では脈が速くなり，呼気には遅くなる生理的な不整脈．	特徴	P波はなくf波がある．R-R間隔が不規則．心拍数は徐脈でも頻脈でもなく，1日中持続．
波形	ラウン分類（表2）グレード2までの期外収縮	波形	Ⅱ度房室ブロック（ウェンケバッハ型）
特徴	P波がなく，幅広いQRS波．単発で発生し，発生数の規定がある．	特徴	PQ時間が徐々に延長し，QRS波が1拍抜ける．「落ちるよ，落ちるよ，落ちた！」という感じ．
波形	電極外れ	波形	各種ノイズ　筋電図・交流障害
特徴	電極が浮いたり，剥がれており，波形が表示されたり，されなかったりする．	特徴	労作やシバリングなど，身体の揺れとして認識される．
波形	各種ノイズ　電波障害	波形	各種ノイズ　歯磨きVT
特徴	電波が届く範囲内に患者がいない場合．感知されていない状態．	特徴	歯磨きによる腕や身体の揺れを感知し，VTに似た波形が出現する．

文献1）および3）を参考に作成

表2 ラウン分類

グレード0	PVCなし	グレード3	多発性
グレード1	PVC散発	グレード4a	2連発以上
グレード2	PVC頻発（1時間≦30または，1分≦1)	グレード4b	3連発以上
		グレード5	R on T

表3 正常に見えても実は危険な波形

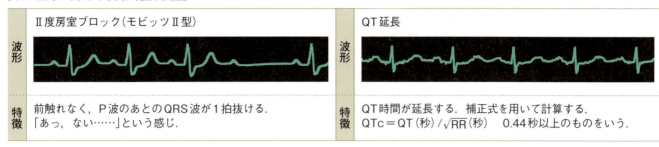

	Ⅱ度房室ブロック（モビッツⅡ型）	QT延長
特徴	前触れなく，P波のあとのQRS波が1拍抜ける．「あっ，ない……」という感じ．	QT時間が延長する．補正式を用いて計算する．$QTc = QT(秒)/\sqrt{RR}(秒)$　0.44秒以上のものをいう．

④ ラウン分類グレード2までの期外収縮
　すぐに致死性不整脈に移行する状態ではなく，安定しています．

⑤ ウェンケバッハ型
　QRS波が1拍抜けていますが，脱落が予測できること，治療が不要とされていることより，循環への影響は大きくないでしょう．

⑥ 各種ノイズや電極外れ
　患者のもとへ行くことで，異常がないかを確認できます．

⑦ モビッツⅡ型
　心房収縮はあっても心室の収縮はなく，全身へ血液を送り出すことができません．QRS波の脱落に規則性はないため，この状態が連発し心停止になると，意識消失を起こす危険性があります．

⑧ QT延長
　QRS波の始まりからT波の終わりまでの時間が延長しています．脈拍が遅いとQT時間は延長するため，補正式を用いて計算が必要です．QT延長では，トルサード・ド・ポアンツ（Tdp）という心室頻拍から心室細動へ移行し突然死となるおそれがあるため，注意が必要です．

R on T
先行するT波の頂上付近に出現する心室期外収縮．

Tdp
torsades de points，トルサード・ド・ポアンツ．一過性の心室細動様心室頻拍．

PVC
premature ventricular contraction，心室期外収縮．予測する終期より早期に出現するQRS波がある．

VT
ventricular tachycardia，心室頻拍

緊急度の判断と対応

　安心してよい波形は，循環が維持されていることが想像でき，早急な対応が必要ない波形です．緊急性は低い波形といえますが，心筋梗塞などの心筋障害がある場合は，注意深く観察する必要があることを忘れてはいけません．
　実は危険な波形は，注意深く見ることで，何か気になる，おかしいという感覚を持てる波形ではないでしょうか．先日，研修医が何か気になる，と上級医に相談しQT延長に気づいたという話を耳にしました．知らなければ気にもなりませんが，知っていることで解決する糸口を見つけることはできます．
　自ら気づき，医師や先輩看護師とも情報共有しながら，緊急性の高い状態の患者を救うことができるようかかわっていきたいですね．

（河村葉子）

引用・参考文献
1) 石橋克彦：早わかり心電図 第1版．メディカ出版，2006．
2) 佐藤大樹：心電図モニタリコールチェックは重要？絶対に必要？．重症集中ケア，14(1)：3-8，2015．
3) 日本不整脈学会ホームページ：不整脈講座 不整脈ってなぁに？．http://jhrs.or.jp/lecture.html（2015年11月閲覧）

43 心電図モニタと上手に付き合えている

② 経過観察やケアに役立てる

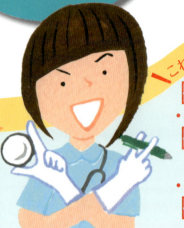

これで合格点！ポイント

- ☑ 心電図モニタを経過観察やケアに活用できている
- ☑ 心臓リハビリテーション開始前・施行中のモニタリングができている
- ☑ 離床に伴う血圧・不整脈の確認ができる

　心電図モニタは，非侵襲的かつ継続的に患者の状態を示してくれる簡便で効果的な生体情報モニタの1つです．24時間継続して観察することで，心拍数・リズムの監視，危険な不整脈などを早期に発見できます．心電図モニタには記録機能があり，不整脈の有無や心電図の変化を遡って確認することができます．また，アラーム機能もあり，心拍数の上昇や低下，不整脈を知らせてくれます．

　心電図モニタは継続して観察することが可能であるため，勤務の開始前・中・終了時やアラーム時などに心電図の変化を確認することができます．その際，「それまでと比較してどこがどのように変化したのか」[1]を確認することで，異常の早期発見や看護ケア，リハビリテーションの評価につながります．

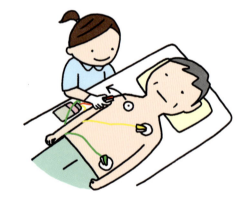

　しかし，得られる情報はアセスメントをするための要素の1つです．そのため，心電図モニタの情報だけで判断せずに，患者の状態を観察して，何が生じているのかをアセスメントすることが重要です．

心リハ時のモニタリング

1 心リハとは

　心臓リハビリテーション（以下，心リハ）とは，虚血性心疾患や心不全，開心術後等の患者に対して，疾患そのものに対する治療と2次予防を目的として行われ，医学的評価，運動療法，患者教育およびカウンセリング，薬物療法などの包括的プログラムです．なかでも，運動療法は中心的な役割を担い，運動耐容量の増加，QOL・生命予後の改善などが期待されています．

Part 4 心電図対応がわかる

表1　心臓外科手術後の離床開始基準

以下の内容が否定されれば離床が開始できる

1. 低(心)拍出量症候群(low output syndrome：LOS)により
   ①人工呼吸器，IABP，PCPSなどの生命維持装置が装着されている
   ②ノルアドレナリンやカテコラミン製剤など強心薬が大量に投与されている
   ③(強心薬を投与しても)収縮期血圧80〜90mmHg以下
   ④四肢冷感，チアノーゼを認める
   ⑤代謝性アシドーシス
   ⑥尿量：時間尿が0.5〜1.0mL/kg/h以下が2時間以上続いている
2. スワンガンツカテーテルが挿入されている
3. 安静時心拍数が120bpm以上
4. 血圧が不安定(体位変換だけで低血圧症状が出る)
5. 循環動態の安定しない不整脈(新たに発生した心房細動，Lown Ⅳb以上のPVC)
6. 安静時に呼吸困難や頻呼吸(呼吸回数30回/分未満)
7. 術後出血傾向が続いている

文献2)より引用

LOS
low output syndrome，低拍出量症候群．開心術後などに，循環血液量の減少，心筋障害，弁の障害，心タンポナーデなどが原因で拍出量が減少し，循環不全となって組織での代謝異常をきたす症候群．

IABP
intra-aortic balloon pumping，大動脈内バルンパンピング法

PCPS
percutaneous cardiopulmonary support，経皮的心肺補助

PVC
premature ventricular contraction，心室期外収縮

2 心リハの重要性

循環器術後患者は，手術侵襲による一過性の心機能低下や不整脈により，容易に循環動態が変動しやすく，周術期心筋梗塞や不整脈などの合併症があります．また，急性冠症候群が疑われた場合，冠動脈インターベンション(PCI)の治療が行われます．この治療は，開心術と比較して患者の体への負担は低侵襲ですが，心不全や心原性ショックなどの循環障害を合併する場合もあり，循環器術後と同様の注意が必要です．

このように，心血管疾患患者は治療を行った後も循環障害を生じやすいため，心リハの役割は重要となります．

3 心リハの開始基準

心リハの開始・中止基準は，「心血管疾患におけるリハビリテーションに関するガイドライン(2012年改訂版)」の中で示されています(**表1，2**)．

心リハ開始前・施行中は，心電図や血圧など全身のモニタリングを施行し，心リハを安全に行い患者の全身状態の把握と異常の早期発見に努めます．心リハ実施中に中止基準に沿う症状が出現したときは，心リハを中断し，患者の全身状態とモニタリングから評価を行い，経過を観察します．

—②経過観察やケアに役立てる—

表2 運動負荷の中止基準

1. 症状	狭心痛，呼吸困難，失神，めまい，ふらつき，下肢疼痛（跛行）
2. 兆候	チアノーゼ，顔面蒼白，冷汗，運動失調
3. 血圧	収縮期血圧の上昇不良ないし進行性低下，異常な血圧上昇（225mmHg以上）
4. 心電図	明らかな虚血性ST-T変化，調律異常（著明な頻脈ないし徐脈，心室性頻拍，頻発する不整脈，心房細動，R on T，心室期外収縮など），Ⅱ～Ⅲ度の房室ブロック

文献2）より引用

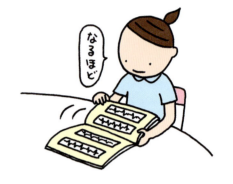

離床に伴う血圧・不整脈の確認

　心臓外科手術後の患者は，体位変換でも血圧が低下するなど，循環動態が不安定になりやすいです．また，体動時の創痛による血圧上昇，心機能低下，脱水に伴う血圧低下を引き起こすことがあります．

　合併症としては，周術期心筋梗塞や不整脈が挙げられます．そのため，患者の状態を把握し，離床に伴うバイタルサインの変化や患者の訴え，身体症状を確認することが必要です．

　「心血管疾患におけるリハビリテーションに関するガイドライン（2012年改訂版）」の心臓外科手術後の離床開始基準（表1）では，患者の循環動態の安定を前提としています．血圧の変動や不整脈の出現は，運動療法の中止基準にも述べられているため，継続した観察が必要です．しかし，心リハ開始時の基準は，心不全や急性心筋梗塞などの疾患によっても異なるため注意が必要です．

（竹部久美子）

引用・参考文献
1) 中村富士美：波形と危険度が結びつく ニガテ克服！12誘導心電図Part1 理解編．Step1 12誘導心電図で知っておきたい基礎知識．月刊ナーシング，32(8)：6-13，2012．
2) 日本循環器学会：心血管疾患におけるリハビリテーションに関するガイドライン（2012年改訂版），2012．
　http://www.jacr.jp/web/pdf/RH_JCS2012_nohara_h_2015.01.14.pdf（2015年11月閲覧）
3) 三谷正子：できる！ICUナースシリーズ ICU患者のモニタリング－異変のサインを見逃さない！－．第2章 モニタリング機器の使い方 ① 心電図．メディカ出版，p.38-46，2014．
4) 佐藤大樹：ベッドサイドケア15の疑問とカイゼン ケアの疑問その1 心電図モニタリコールチェックは重要？絶対に必要？．重症集中ケア，14(1)：3-9，2015．
5) 三宅良彦編著：すぐ動ける！対応できる！モニター心電図で知っておきたい100のこと．月刊ナーシング，35(4)：33-50，2015．
6) 日本心臓リハビリテーション学会ステートメント：心臓リハビリテーションの定義，2015．http://www.jacr.jp/web/about/statement（2015年11月閲覧）
7) 伊東春樹：心臓リハビリテーションの現状と必要性 ナースへの期待．ナーシング・トゥディ，24(7)：18-23，2009．
8) 有田孝：心臓術後．ICUディジーズ，学研メディカル秀潤社，p.16-26，2013．
9) 葛西妙子：急性冠症候群（急性心筋梗塞）．ICUディジーズ，学研メディカル秀潤社，p.52-62，2013．
10) 齋藤正和ほか：看護師のためのリハビリテーション実践．第4章 心臓リハビリテーション．看護技術10月臨時増刊号，59(12)：80-115，2013．

③急性期における心電図モニタの活用

心電図モニタと上手に付き合えている

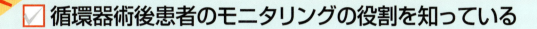

これで合格点！ポイント

- ☑ 循環器術後患者のモニタリングの役割を知っている
- ☑ 急変対応における心電図モニタの役割がわかっている
- ☑ 心電図モニタを活用した報告の方法を理解している

循環器術後患者のモニタリング

1 ペースメーカーの管理

　循環器術後の患者は，手術侵襲に加えて術前からの低心機能により，容易に循環動態の悪化を引き起こし，心拍数の変化や不整脈を生じやすくなります．徐脈による心拍出量の低下に伴い血圧も低下するため，一時的にペースメーカーを使用し，脈拍数の安定をはかります．
　ペースメーカー使用中は，ペースメーカー本体の管理とともに，正しく作動しているかを心電図モニタで確認します．

2 不整脈の観察

　術後に不整脈を引き起こす原因として，低心機能のほかに薬剤や電解質異常などがあります．不整脈の出現により循環動態が不安定になるため，心電図・血圧など全身のモニタリングを確認するとともに，投与薬剤や検査データにも注意をします．

3 血圧変動のモニタリング

　低心機能状態では，日常生活動作によって循環動態が容易に変化しやすくなります．体位変換などを行う際は，血圧変動がないかを常にモニタリングをし，実施前後の変化などによって評価します．
　術後管理では，異常の早期発見と予防に向けたケアを行うために，全身のモ

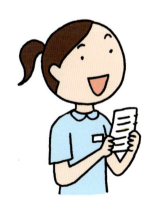

ニタリングと患者の身体状態から得た情報を合わせた評価を行います.

急変対応時の心電図モニタ

心電図モニタで異常アラームが発生したときは，ほかのスタッフへ応援要請をし，同時に患者の全身状態を観察します．患者状態と心電図モニタを確認し，患者の意識がなければ心肺蘇生を開始するとともに，意識の有無にかかわらずバイタルサイン測定を行い，ほかの異常やアラームの原因を確認します.

心電図モニタで不整脈の出現があり，胸痛など身体症状の訴えがある場合，狭心症や心筋梗塞の発症が考えられます．医師への報告と同時に，12誘導心電図をとります．その際，看護師は心電図モニタが正確に装着されているかを確認し，患者の訴えやバイタルサインの変化を見落とさないように観察します.

心電図モニタは継続して装着しているため，異常の発見だけではなく，どのような経過で不整脈が発生したのかを確認し，その後の治療に役立てることが可能です．急変の徴候は約6～8時間前にみられる[1]といわれており，患者を24時間継続して観察する看護師は，日頃から患者の状態がどのように変化し，今後何が起こりうるのかを判断した行動が重要となります.

心電図モニタを活用した報告方法

心電図モニタに異常な波形が生じた場合，患者のもとに駆けつけて意識の確認を行います．その際，「どのような特徴の波形が出現」し，「血圧や意識レベルとどのように関連しているのか」を的確に報告する[2]ことが必要です．報告のポイントを**表1**に示します.

報告の際には「5W1H」を活用すると，考えを整理することができます．「5W1H」とは，起こった出来事を簡潔かつ的確に報告する形式で「①Who（誰が），②What（何を），③When（いつ），④Where（どこで），⑤Why（なぜ），したのか，さらに①How（どのように）したのか」をさします[3]．アラームが鳴った場合の報告の流れを**図1**に示します.

ほかにも，相手に対して緊急性を伝え，急変を効率よく報告する方法として，「I-SBAR-C」があります（p.95参照）．報告中にその状況に対する考えや他者への依頼があるため，知識や経験が必要となります．慣れるまでは，「5W1H」を活用し，相手に的確な報告ができるようにするとよいでしょう.

（竹部久美子）

表1　異常波形発生時の報告のポイント

心拍数
①100回/分以上，あるいは40回/分以下
②リズムの不整の有無
③拍数が「徐々に変化したのか」「急に変化したのか」

リズム
①リズムの乱れ方
②心拍数の変化
③QRS波形の変化

P波，QRS波，ST部，T波
①P波 ………………………………存在の有無
②QRS波 ………………………波形と幅の変化
③ST部，T波 ………………基線の上下変化

文献2）を参考に作成

引用・参考文献

1) 東京慈恵会医科大学附属病院看護部・医療安全管理部編著：ヒューマンエラー防止のためのSBAR/Team STEPPS．日本看護協会出版会，p.112，2014.
2) 安達仁監著：まるわかり！ モニター心電図．月刊ナーシング，31（4）：77-81，2011.
3) 三宅良彦編著：すぐ動ける！ 対応できる！ モニター心電図で知っておきたい100のこと．月刊ナーシング，35（4）：60-62，2015.
4) 西村沙織，川口亜紀：できる！ICUナースシリーズ．メディカ出版，p.120-130，2014.
5) 有田孝：心臓術後．ICUディジーズ．学研メディカル秀潤社，p.16-26，2013.
6) 三宅良彦編著：すぐ動ける！ 対応できる！ モニター心電図で知っておきたい100のこと．月刊ナーシング，35（4）：85-89，2015.
7) 佐藤憲明監：これでうまくいく！場面・状況別心肺蘇生の技術．月刊ナーシング，34（4）：58-70，2014.

図1　アラームが鳴った場合の報告

❶ 患者の急変や不整脈を発見
- 夜間看護師が大声を出して応援をよぶのは，ほかの患者への不安を増悪させるので，すみやかにナースコールを押し，応援を待つ．

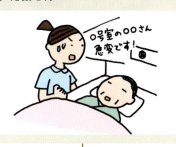

❷ 患者の状態の観察
- 応援が来るまでの間，患者から離れずに状況を確認する．
- 観察項目：意識レベルを含むバイタルサイン，胸痛の有無など
- 心肺停止となっている場合は，蘇生術を行いながら❸へと進む．

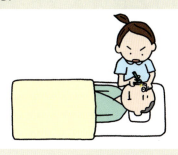

❸ 応援の到着
- 応援スタッフに患者の状態を報告する．
- 医師やリーダーナースへ状況を報告する．
- 「いつ・どのように・どうなったのか・どのような処置をしたのか」を報告する．
- I-SBAR-Cを使用して報告すると，スタッフにわかりやすく報告できる．

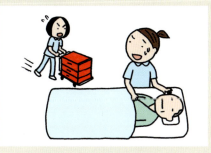

❹ 環境の調整
- 大部屋で急変対応はできないので，すみやかに救急処置が行える部屋へ移動する．

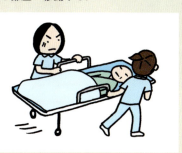

❺ 急変処置の手伝い
- 新人のうちはできることは限られている．スタッフの急変時の対応をしっかり観察する．また，指示があれば，必要な物品の準備などを行う．

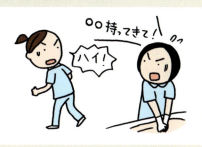

❻ ほかの患者への対応
- 同じ部屋に入院している患者は，いつ自分も急変するか心配になっていることが多い．精神的に動揺しないよう，声かけや説明を行う．

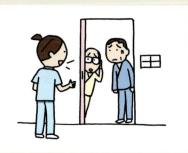

44 フィジカルアセスメント

心電図と症状・フィジカルアセスメントを組み合わせて評価できる

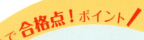

- ☑ 心電図の異常を察知し，症状・フィジカルアセスメントの評価を行う必要性がわかる
- ☑ 心電図変化からフィジカルアセスメントが行える
- ☑ 患者の状態をみて緊急度のアセスメントを行う方法がわかる

　心電図変化に気づくことは，患者の異常を早期に察知するために大変重要です．しかし，なかにはまったく患者に症状が出現せず問題がないものから，生命の危機に直結するような危険なものまでさまざまです．

　そのため，心電図変化を認めた場合，ただちに患者の状態を評価し，緊急度のアセスメントが必要です．

アセスメントのポイント

1 患者の何をみればいいのか

　心電図の異常は，心臓の電気刺激の異常を表します．そのため，何かしら循環の変化を起こす可能性があります．

　血圧の変化がないか，意識レベルの変化がないかということを即座に確認します．血圧がしっかり保てており，意識レベルが清明であれば，ひとまず生命の危機状態ではないことが予測されます．

2 血圧と意識レベルの異常がなければ大丈夫か

　ひとまず血圧と意識レベルが大丈夫であると確認できたからといって，安心

MEMO

するのは危険です．なかにはそのままにしておくことで，いずれ重篤な状態に移行する可能性のものもあります．そのため，細かな症状の観察やフィジカルアセスメントが必要になります．

モニタリングを行いながら，末梢冷感，湿潤の有無，呼吸状態の変化などを総合的にアセスメントし，異常の早期発見に努めます．

注意が必要な波形とアセスメント

1 Afの場合

図1のような波形になった場合，血圧，意識レベルの確認以外に，どのような観察・アセスメントが必要でしょうか．

図1は心房細動(Af)の波形です．心房細動は慢性のものから突発性のものまでさまざまなものがあります．

慢性的なものは，緊急性がないものが多いです．しかし，心臓手術後など突発的に出現したものは血圧低下しやすく，抗不整脈薬などの投与が必要になることがあります．血圧低下が認められた際は，すぐさま医師に報告し，状態を経時的に観察します．

血圧低下などがない場合，経過観察となることもあります．心房細動は心房の電気刺激が1分間に250〜300回にもなり，十分血液が拍出できないことで血栓を形成するリスクが高くなります．そのため，脳梗塞などの血栓塞栓症状がないか注意深く観察しなければなりません．

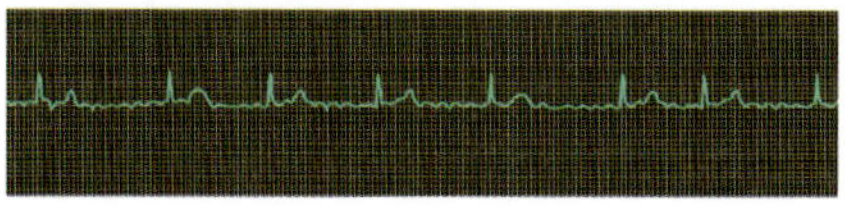

2 VTの場合

図2が心室頻拍(VT)であると判断できれば，緊急な状態であることが予測できるかもしれません．心室頻拍は，心室の異常興奮により十分な血液拍出ができない状態です．そのため著明な血圧低下をきたし，意識消失を伴う場合があります．この場合，一刻も早い処置が望まれます．

鎮静中であったり，もともとの意識レベルが確認できなかったりする場合は，血圧測定と同時に脈拍の確認を行います．脈拍が確認できない場合(pulseless VT)は，すぐさまCPR，電気的除細動を行います．

しかし，心室頻拍にはこのように緊急性の高いものばかりではありません．心室頻拍波形が出現しても患者自身にそれほど症状はなく，意識レベルもしっかりと保たれている場合があります．この場合は，こまめなバイタルサイン測定を行うとともに，リドカインなどの投与を行います．

両者は心電図波形がほぼ同じであるため，波形を見ただけでpulseless VTであるかは判断できません．モニター上心室頻拍波形が発見された際は，すぐさま患者の様子を確認し，意識レベル・血圧・脈拍の確認を行うことが必要です．

（原田愛子）

Af
atrial fibrillation，心房細動．加齢に伴い増加する絶対性不整脈．

図1　心房細動(Af)

VT
ventricular tachycardia，心室頻拍

pulseless VT
pulseless ventricular tachycardia，無脈性心室頻拍．心室頻拍で脈が触れない．

CPR
cardiopulmonary resuscitation，心肺蘇生

図2　無脈性心室頻拍(pulseless VT)

—心電図と症状・フィジカルアセスメントを組み合わせて評価できる—

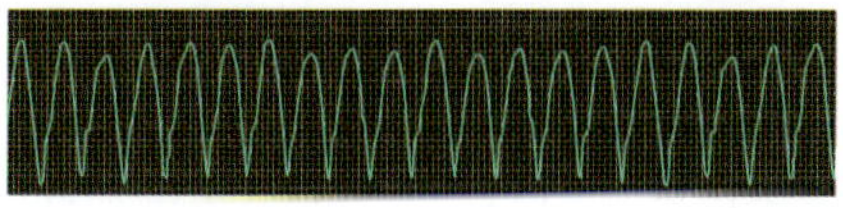

45 薬剤による不整脈

薬剤性不整脈があることを知っており，危険波形移行前に察知できる

これで**合格点！**ポイント

- ☑ 薬剤により不整脈が引き起こされることを知っている
- ☑ 不整脈を引き起こしやすい薬剤がわかっている
- ☑ 不整脈出現を予測し，異常が察知できる

薬剤には，投与方法，経路にかかわらず，程度の差はあれ副作用の可能性があります．なかには，不整脈を引き起こす可能性のものも数多くあり，注意が必要です．

これらは必ず出現するものではありませんが，患者の薬剤代謝機能，感受性などによっては有害事象として出現する可能性があります．薬剤投与後に患者に胸部不快感や血圧低下などが現れた場合，重症不整脈への移行の可能性を考え，モニター監視を行いながら細かな観察を行う必要があります．

不整脈治療薬が不整脈を引き起こす？

1 催不整脈作用

表1の不整脈を引き起こす可能性のある薬剤の中で，本来不整脈を抑える（抗不整脈作用）ために使用されているものが多くあることに気づいたでしょうか．抗不整脈薬には，新たな不整脈を引き起こす（催不整脈作用）ものもあり，しばしば重篤な不整脈へ移行します．

薬剤の使用は慎重に行うとともに，使用時は催不整脈作用を意識した観察が必要になります．とくに重要なものに，QT延長作用が挙げられます．

2 QT延長は致死的になる可能性大

QT時間は，Q波の始まりからT波の終わりまでのことをさします．これは心

表1　QT延長作用の可能性のある薬剤

抗不整脈薬	アミオダロン，キニジン，プロカインアミド，ジソピラミド，ソタロール
抗精神病薬	ハロペリドール，クロルプロマジンなど
抗うつ薬	イミプラミン，アミトリプチリンなど
抗アレルギー薬	アステミゾール，テルフェナジンなど
抗菌薬	クラリスロマイシン，エリスロマイシンなど
抗真菌薬	フルコナゾール，イトラコナゾールなど
抗利尿ホルモン	バソプレシンなど
免疫抑制薬	タクロリムスなど

162　Part 4 ｜ 心電図対応がわかる

室の活動電位の持続時間に相当するため，QT延長は心筋の電気的な回復が延長している状態です．

なぜQT延長が怖いのかというと，心筋が電気的に不安定な状態になり，トルサード・ド・ポワンツ(TdP)などの重症な不整脈を起こしてしまうからです(抗不整脈薬によるTdPの頻度は2.0〜8.8%といわれています)．遺伝子異常などでQT延長となる場合もありますが，薬剤性のQT延長はしばしばみられるため注意が必要です．

3 QT延長はどのようにして気づくか

QT時間は心拍数によって左右されるため，QT時間を確認する際は，通常補正QT時間を計算します(以下QTc時間)．QTc時間は，図1のように計算します．

QTc時間が薬剤投与後に25%以上延長するか，500msec以上となる場合は，異常QT延長ありと診断されます．

しかし，正確なQTc時間はモニターをパッと見てもわかりません．Q-T間隔がR-R間隔の半分以上あればQT時間が延長していると予測できるので(図2)，ふだんの波形をよく観察し，そのような徴候があればすぐに正しい値を算出し，早期発見につなげる必要があります．

4 QT延長作用以外の薬剤性不整脈

QT延長作用以外にも，不整脈が引き起こされることがあります．その1つに，薬剤性で徐脈になる場合があり，めまいや目の前が暗くなるような症状(眼前暗黒感)が出現し，ひどい場合失神をきたします．

頻脈性不整脈のレートコントロールのために抗不整脈薬を投与することで一時的に徐脈になることもありますが，β遮断薬や抗うつ薬など長期的に服用が必要な薬剤も徐脈を引き起こすことがあります．

危険な波形になる前に気づく

薬剤投与により新たな不整脈が出現する場合，薬物の過剰投与が原因であることが考えられます．そのため，患者の年齢や体重，代謝能力などから，投与量が適切であるかの確認が必要です．また，可能であれば血中濃度を測定し，有効域に収まっているかの確認を行います．

抗不整脈薬だけでなくさまざまな薬剤により薬剤性の不整脈を引き起こす可能性があるため，投与量，投与期間はもちろんのこと，薬剤の副作用に対する知識，どこで代謝されるのか，腎機能・肝機能はどうかなどを総合的にアセスメントします．

(原田愛子)

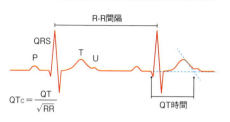

図1 QTc時間の計算

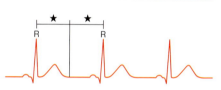

図2 QT時間延長

QT時間がR-R間隔の半分以上であれば，QTが延長していると予測できる(ただし頻脈時や高度の徐脈の際はこの限りではない)．

—薬剤性不整脈があることを知っており，危険波形移行前に察知できる—

46 似ている波形

間違えやすい・似ている心電図波形がわかる

これで合格点！ポイント

- ☑ 間違えやすい・似ている心電図波形にどのようなものがあるか知っている
- ☑ なぜ心電図波形の判別が必要か理解している
- ☑ 心電図波形の見極めのポイントがわかっている

心電図波形には，一見同じような波形でもまったく出現経緯が違うものや，治療方法が異なるものが多くあります．適切にアセスメント・判断するためにも，どのようなものがあるのか理解することは重要です．とくに頻度の高い不整脈について解説します．

頻脈性不整脈

間違えやすい頻脈性不整脈には，心房細動（Af）/心房粗動（AF）/発作性上室性頻拍（PSVT）があります．心房細動・心房粗動・発作性上室性頻拍は同じ上室性の不整脈であり，比較的出現頻度の高い不整脈です．しかし，第一選択の抗不整脈薬の違いなど対応策が変わります．

1 心房細動（Af）の特徴（図1A）

① P波が存在しない
② R-R間隔が不規則である
③ 心房内の各所にリエントリーがありf波として現れる

2 心房粗動（AF）の特徴（図1B）

① P波が存在しない
② 心電図の基線がギザギザした鋸歯状（F波）を示す
③ F波の周期に合わせてQRS波が出現するため，F波の周期が変動した際はR-R間隔は不規則になる．F波の周期が変動しない間はR-R間隔は一定である

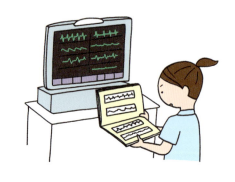

164　Part 4 ｜ 心電図対応がわかる

図1 似ている頻脈性不整脈

A：心房細動（Af）

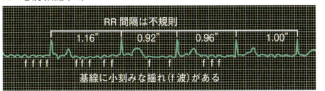

①P波が存在しない
②R-R間隔が不規則である
③心房内の各所にリエントリーがありf波として現れる

B：心房粗動（AF）

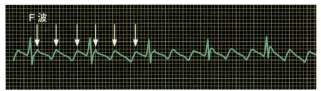

①P波が存在しない
②心電図の基線がギザギザした鋸歯状（F波）を示す
③F波の周期に合わせてQRS波が出現するため，F波の周期が変動した際はR-R間隔は不規則になる．
F波の周期が変動しない間はR-R間隔は一定である

C：発作性上室性頻拍（PSVT）

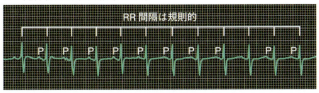

①P波は確認できないことが多い（ST部分に重なって現れたり，変形したりすることもある）
②幅の狭いQRS波
③1分間に150〜180回程度の興奮

3 発作性上室性頻拍（PSVT）の特徴（図1C）

①P波は確認できないことが多い（ST部分に重なって現れたり，変形したりすることもある）
②幅の狭いQRS波
③1分間に150〜180回程度の興奮

4 なぜ判別が必要か

　これらの3つの不整脈は，動悸や血圧低下，胸部不快感など同じような症状を呈します．しかし，心房細動は長期間持続することで血栓発生のリスクが高まるため抗凝固療法が必要になったり，発作性上室性頻拍は何度も繰り返すと日常生活に支障が出たりと，それぞれ特徴があります．

　心房細動・心房粗動は，抗不整脈薬を使用して電気信号の電動を抑える治療が代表的であり，薬剤投与をしても抑えられない場合は，カルディオバージョンで停止を試みます．一方，発作性上室性頻拍は，息をこらえる，冷たい水を飲むなどで治まることもあり，対応も異なります．

　どの不整脈も，そのままにしておくと心不全や血圧低下などを起こすため，即座に最もよい方法で対応するためにも正しい判別が重要です．

—間違えやすい・似ている心電図波形がわかる—

図2 似ている徐脈性不整脈

A：Ⅱ度房室ブロック モビッツⅡ型

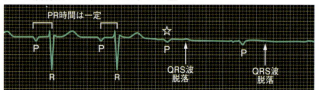

①P波は存在するが，QRS波が脱落する
②P-R間隔は一定

B：洞不全症候群（SSS）

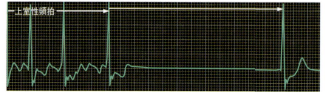

①P波が一定のリズムで訪れず，P-P間隔が延長する
②延長したP-P間隔はそれまでのP-P間隔の2倍かそれ以上の整数倍になる．

徐脈性不整脈

　間違えやすい徐脈性不整脈には，房室ブロック/洞不全症候群（SSS）があります．**図2**の2つは，一見同じような波形に見えます．しかし，Aは☆部分にQRS波を伴わないP波が存在しています．BはR-R間隔が伸びている間，P波はなく平坦です．AはⅡ度房室ブロック（モビッツⅡ型）であり，Bは洞不全症候群の波形を表しています．

1 房室ブロック（モビッツⅡ型）の特徴（図2A）

①P波は存在するが，QRS波が脱落する
②P-R間隔は一定

2 洞不全症候群の特徴（図2B）

①P波が一定のリズムで訪れず，P-P間隔が延長する
②延長したP-P間隔はそれまでのP-P間隔の2倍かそれ以上の整数倍になる．

3 なぜ判別が必要か

　房室ブロックには，Ⅰ度房室ブロック，Ⅱ度房室ブロック（ウェンケバッハ型・モビッツⅡ型），完全房室ブロックがあります．Ⅰ度房室ブロックやⅡ度房室ブロックのウェンケバッハ型では治療が必要ない場合があります．しかし，進行することで完全房室ブロックへ移行し，血圧低下，心不全症状が現れることもあります．モビッツⅡ型以上では致死性不整脈へ移行することもあり，注意が必要です．

　洞不全症候群は，ルーベンスタイン分類でⅠ型からⅢ型に分類され，Ⅲ型では一時的に頻拍発作を起こすこともあります．頻拍発作を起こしたのちに数秒間の洞停止を認めると，失神や意識障害を伴うこともあります．

　このように，似たような波形であっても経過観察でよいもの，早急な治療が必要なもの，症状の出方の違いなどさまざまです．いずれにせよ，症状が出現する場合は，一時的あるいは恒久的ペーシングが必要となります．

（原田愛子）

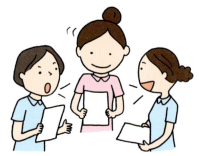

人工呼吸 管理
ドレーン 管理
急変 対応
心電図 対応

これができたら
☑ 合格 ポイント156 ☑

Part1 　人工呼吸管理がわかる

- ☐ 人工呼吸器の「できること」と「できないこと」を知っている
- ☐ 人工呼吸器を「必要な患者」を見逃さない
- ☐ 「自然呼吸（陰圧呼吸）」と「陽圧呼吸」の違いがわかる
- ☐ 人工呼吸管理を行う「タイミング」がわかる
- ☐ 患者に行われる人工呼吸の「目的」と「方針」を理解できる
- ☐ 「NPPV」と「IPPV」の選択ができる
- ☐ 人工呼吸器のガスの流れに沿った回路構成がわかる
- ☐ 加湿方法による回路構成の違いがわかる
- ☐ 回路のチェックポイントがわかる
- ☐ 人工呼吸器を安全に稼働させる環境がわかる
- ☐ 人工呼吸器のセッティングができる
- ☐ 人工呼吸器装着前の点検ができる
- ☐ 何のために人工呼吸器を装着しているかがわかる
- ☐ 気道管理上の安全点検，呼吸器の始業前点検ができている
- ☐ 人工呼吸器との同調性が確認できる
- ☐ 自発呼吸か強制換気かがわかる
- ☐ 主な換気モードの種類を知っている
- ☐ 肺に負担のかからない設定値がわかっている
- ☐ SpO_2 を正しく評価できる
- ☐ SpO_2 低下の原因と対処方法がわかっている
- ☐ SpO_2 と血液ガスを関連したアセスメントができる
- ☐ 使用している人工呼吸器に，どのような種類のアラームがあるのか知っている
- ☐ アラーム発生時の対応・原因検索ができる
- ☐ アラーム対応困難時に応援要請ができる
- ☐ 気管チューブの固定位置を確認して管理している
- ☐ 患者や施設に合った固定方法を選択している

- ☐ 固定時に皮膚トラブルの予防を考慮している
- ☐ 人工呼吸器関連肺炎を予防するため，吸引時は手袋を装着している
- ☐ 肺胞虚脱や無気肺のリスクを回避するための吸引カテーテルの挿入長を知っている
- ☐ 肺胞虚脱や低酸素血症を予防するための適切な吸引圧，吸引時間を知っている
- ☐ 定期的なカフ圧調整を行っている
- ☐ カフ圧計を用いて20 ～ 30cmH₂Oで管理している
- ☐ カフ上部吸引で不顕性誤嚥を予防できる
- ☐ 加温加湿の必要性を理解している
- ☐ 人工鼻と加温加湿器の違い，使い方を理解している
- ☐ 加温加湿を行っているとき，十分評価できている
- ☐ 口腔ケアの必要性，目的を理解している
- ☐ 口腔をしっかり評価できている
- ☐ 口腔ケアの方法を理解して実践できる
- ☐ 疼痛管理を行い，浅い鎮静状態を維持している
- ☐ 適切なスケールで定期的に評価を行っている
- ☐ 患者の訴えに耳を傾け，医療者側の思い込みをなくすことができている
- ☐ 早期離床の意義を理解している
- ☐ 人工呼吸器装着患者の早期離床のリスクを知っている
- ☐ 人工呼吸器装着患者の離床方法を心得ている
- ☐ ウィーニングとは何かがわかっている
- ☐ ウィーニングをどのように進めればよいか知っている
- ☐ ウィーニングを進める際の，根拠や注意点を理解している
- ☐ 上気道閉塞の観察ができている
- ☐ 反回神経麻痺の観察ができている
- ☐ ガス交換障害の観察ができている

Part2 急変対応がわかる

- ☐ 急変対応の心構えがわかっている
- ☐ 急変対応の流れを把握している
- ☐ 急変時にほかのスタッフへ急変であることを伝えることができる
- ☐ 急変の早期発見の重要性を理解している
- ☐ 急変の前触れキラーシンプトムを発見できる
- ☐ 何かおかしいと感じたら，すぐに報告している
- ☐ 緊急度と重症度の違いを理解し，「緊急度が高い状態＝急変」を見極めることができる
- ☐ 急変かな？ と感じたら，意識・呼吸・脈・痙攣の4点を確認している
- ☐ ショック徴候がないか五感を活用して観察できる
- ☐ 処置時は「広く・平らで・硬い」場所であるか確認している
- ☐ 生体モニタ・除細動器・ERカートをただちに準備できる
- ☐ さまざまな情報を整理し，関係部署への連絡ができる
- ☐ 呼吸，循環，中枢神経系の評価から，BLSや気道と換気の確保ができる
- ☐ 循環維持のための体位，静脈路確保，体温管理ができる
- ☐ DNARに関する情報を医師と共有している
- ☐ コードブルーとRRSの違いがわかっている
- ☐ 起動基準を知っている
- ☐ 看護師の「気づき」が重要であることを理解している
- ☐ 急変時における院内での対応法（緊急システムの始動，救急カート・AEDの準備）を知っている
- ☐ 呼吸停止，心停止の状態を判断できる
- ☐ 質の高いCPRのポイントをおさえて実践できる
- ☐ 輸液の特徴と急変時に選択される輸液がわかる
- ☐ 急変時に使用される循環作動薬の種類と使用の適応がわかる
- ☐ 抗不整脈薬の種類と適応がわかる
- ☐ 緊急時に粘性の高い分泌物の吸引に優れた吸引カテーテルについて理解しておく
- ☐ 緊急気管挿管時に使用する安全なチューブ固定器具の特徴とポイントがわかる

- ☐ 換気評価の指標となるデバイスの意味を理解し急変時の対応に活かしている
- ☐ I-SBAR-Cについて知っている
- ☐ I-SBAR-Cのそれぞれの意味を理解している
- ☐ I-SBAR-Cを使って報告することができる
- ☐ 急変時にオーダーされる検査を知っている
- ☐ オーダーされる検査の意味がわかっている
- ☐ 検査方法を理解している

Part3 ドレーン管理がわかる

- ☐ ドレーンの「目的」「治療」「予防」「情報」がわかる
- ☐ ドレーンが必要な患者の「解剖生理」「病態」「術式」を知っている
- ☐ 対象となる患者ごとに，なぜドレーンが留置されているかがわかる
- ☐ ドレーンの原理がわかっている
- ☐ 受動的ドレナージの方法として「開放式」「半閉鎖式」「閉鎖式」があることを知っている
- ☐ 能動的ドレナージの方法として「閉鎖式」があることを知っている
- ☐ 患者の状態に合わせたテープを選択できる
- ☐ ドレーンが抜けない固定方法がわかる
- ☐ ドレナージを有効に行うための回路と排液バッグの固定方法がわかる
- ☐ ドレーン回路のチェックポイントがわかる
- ☐ 胸腔ドレーン回路・排液バッグを観察し異常時のアセスメントができる
- ☐ 脳室ドレーンの排液量や性状から異常時のアセスメントができる
- ☐ 血性排液が100mL/h以上持続している場合はドクターコールしている
- ☐ 排液量が急激に減少し血行動態が変化したときに報告できる
- ☐ 胆汁漏，膵液瘻，便汁様の排液など色調変化に気づくことができる
- ☐ 排液漏れ，ガーゼ汚染，挿入部の発赤を観察している

□ 排液漏れが多いとき，ドレーンの屈曲，ねじれ，閉塞，固定位置を確認している

□ 疼痛スケールを使用し統一した疼痛緩和をしている

□ バッグ交換の理由を知っている

□ いつ，どのようなときに交換するかわかっている

□ バッグ交換を正しい手順で行うことができる

□ トラブル発生時は，まず何を行うのか知っている

□ チューブの接続外れ・閉塞・予定外抜去後に起こりうるリスクを理解している

□ 患者の状態観察からトラブル発生の予測ができる

□ ドレーンはミルキングするべきかどうかを知っている

□ 搬送時のドレーンのクランプについて知っている

□ 排液バッグの配置を適切に管理している

Part4　心電図対応がわかる

□ 心電図モニタ装着の目的を理解している

□ 重症度に応じた心電図の必要性がわかっている

□ 看護必要度評価での心電図の重要性を知っている

□ 心電図の正常波形を理解している

□ 心電図モニタの観察ポイントを知っている

□ 異常心電図の判断ポイントを知っている

□ 心臓の電気的活動と心電図波形の関係を頭の中でイメージできる

□ 誘導の特徴を知り，患者の状態に合った誘導を選択している

□ 波形の異常に気づいたときは12誘導心電図をとっている

□ 致死性不整脈(VF，pulseless VT，PEA，asystole)が引き起こす循環動態の異常を知っている

□ 致死性不整脈の波形の特徴がわかっている

□ 致死性不整脈発見後の対応を知っている

□ アラームの種類と重要度がわかる(不整脈アラーム・上下限アラーム・テクニカルアラーム)

□ 患者ごとにアラームの設定を確認できる

□ 鳴っているアラームの確認と患者の観察をして報告できる

□ VTの種類を理解し，波形を認識できている

□ VT発生時の対応とその根拠がわかり，実施できる

□ 報告の内容とタイミングを説明できる

□ 徐脈性の心房細動は失神発作に気をつけている

□ 頻脈性の心房細動は心不全に気をつけている

□ 合併症として脳梗塞を起こしやすく，予防が必要なことを知っている

□ P波とQRS波のつながりに着目し，房室ブロックの種類を判別できる

□ モビッツII型以上の房室ブロックは，めまい，失神，心停止の危険性に注意する

□ 危険な房室ブロックに対し適切な対応ができる

□ 徐脈，頻脈に気づき，患者の状態観察ができる

□ 報告が必要な状態かを考えられる

□ 医師へ状態報告をし，情報共有を行い対応ができる

□ 波形の特徴を知っている

□ 波形から循環のアセスメントができる

□ 緊急度の判定ができ，対応できる

□ 心電図モニタを経過観察やケアに活用できている

□ 心臓リハビリテーション開始前・施行中のモニタリングができている

□ 離床に伴う血圧・不整脈の確認ができる

□ 循環器術後患者のモニタリングの役割を知っている

□ 急変対応における心電図モニタの役割がわかっている

□ 心電図モニタを活用した報告の方法を理解している

□ 心電図の異常を察知し，症状・フィジカルアセスメントの評価を行う必要性がわかる

□ 心電図変化からフィジカルアセスメントが行える

□ 患者の状態をみて緊急度のアセスメントを行う方法がわかる

□ 薬剤により不整脈が引き起こされることを知っている

□ 不整脈を引き起こしやすい薬剤がわかっている

□ 不整脈出現を予測し，異常が察知できる

□ 間違えやすい・似ている心電図波形にどのようなものがあるか知っている

□ なぜ心電図波形の判別が必要か理解している

□ 心電図波形の見極めのポイントがわかっている

索引

数字・欧文

12 誘導心電図	99, 129, 134, 158
——の電極装着部位	100
I度房室ブロック	146
II度房室ブロック	147
3P コンセント	17
3 点誘導	133
III度房室ブロック	147
5W1H	158
5 点誘導	133
A/C	24
ABCDE アプローチ	66
ABCDE バンドル	50
ACLS	64
ACT	115
AED	76, 86
Af	144, 161, 164
AF	164
asystole	137
beck の 3 大徴候	115
BLS	64, 74, 77, 84
——のアルゴリズム	84
BPS	47, 120
BVM	11, 76
CM$_5$ 誘導	134
CO$_2$ ナルコーシス	62
COACH	43
CPAP	25
——法	55
CPOT	47
CPR	75, 80, 86, 135
CRT	69
DC	76
DIC	105
DIS	54
DNAR	67, 80
DOPE	27
ECF	88
EC 法	87
ER カート	75
E$_T$CO$_2$	93
FBAO	78
F$_I$O$_2$	53

FRC	50
f 波	144
HME	39
I-SBAR-C	95, 158
ICF	88
II誘導	134
IPPV	10, 13
J-PAD ガイドライン	45
MET	82
NPPV	13 , 62
NRS	46, 120
NSVT	142
P/F 比	28
PAD ケアバンドル	49
PaO$_2$	26
pass-over 型加温加湿器	40
PCV	23
PEA	137
PEEP	53
PS	25
PSV	25
PSVT	165
pulseless VT	136, 161
PVC	136
P 波	131
QRS 波	131
QT 延長	153, 162
RASS	49, 55
RCT	41
ROM	51
ROSC	86
RRS	71, 81
——起動基準	82
RRT	82
RSBI	57
SAMPLE	66
SaO$_2$	26
SAS	49
SBAR	82, 150
SBT	54
——成功基準	57
——中止基準	57
SIMV	25

171

SpO$_2$	26
SSS	166
ST 部分	131
SVT	142
TC	25
Tdp	91, 153, 163
T 波	131
T ピース法	55
VAP	37, 54
VAS	46
VCV	23
VF	135
VT	136, 142, 161
Y ピース	15

あ

青（注意）アラーム	141
赤（緊急）アラーム	140
アダムス—ストークス症候群	146
圧規定式調節換気	23
圧支持換気	25
圧迫止血	80
アドレナリン	89
アミオダロン塩酸塩	91
アラーム	30, 138, 158
――解除ボタン	140
安静臥床	50
アンビューバッグ	11
異常波形	131
痛み	46
痛み，不穏，せん妄	49
一次評価	66
陰圧呼吸	10
院内救急対応システム	65
ウィーニング	54
――プロトコル	58
ウェンケバッハ型	147, 153
ウォーターシール	122
ウォータートラップ	15, 41
炎症反応	118
応援要請	65
オーバードレナージ	113
オーラルマネジメント	42

か

カーラーの救命曲線	129
外呼吸	8
開放式ドレナージ法	107
加温加湿	38
加温加湿器	16, 18, 40
加温加湿機能	16
下顎呼吸	69
拡散障害	28
顎先挙上法	77
ガス源	18
ガス交換	8
――障害	61
活性化全凝固時間	115
合併症予防アラーム	30
カフ圧調整	37
カプノグラム	93
カプノメータ	93
カフリークテスト	55, 58
カルディオバージョン	165
換気血流比不均衡	28
換気のサポート	8
間欠的カフ圧調整法	37
看護必要度	129
関節可動域訓練	51
完全房室ブロック	166
気管吸引	35
気管挿管	32
気管チューブ	20, 52
――の固定位置	32
――の抜去	59
黄（警戒）アラーム	140
気づき	83
気道確保	77
気道閉塞	78
機能的残気量	50
逆行性感染	124
吸引圧	35
吸引カテーテル	35, 92
――の挿入長	36

吸引時間	35
吸気喘鳴	60
吸気フィルタ	15
吸気弁	15
救急医療チーム	82
急性呼吸不全	12
吸入気酸素濃度	53
急変	64
急変時記録	76
救命アラーム	30
救命の連鎖	84
胸郭の動き	21
胸腔ドレーン	103
凝血塊	115
胸骨圧迫	86
強制換気	23
胸部誘導	134
キラーシンプトム	68, 77
緊急事態アラーム	30
クランプ	126
クロルヘキシジン	42
経皮的動脈血酸素飽和度	26
血圧変動	157
血液検査	97
血性排液	111, 114
血栓形成	145, 161
恒久的ペーシング	166
口腔ケア	42
交差感染	36
興奮・鎮静スケール	49
コードブルー	77, 81
呼気終末二酸化炭素濃度	93
呼気終末陽圧	53
呼気フィルタ	15
呼気弁	15
呼吸音の聴取	21
呼吸筋疲労	12
呼吸仕事量	9
呼吸性不整脈	151
呼吸性変動	111
呼吸療法チーム	41
固定器具	34
固定テープ	109

コンプレッサー	18

さ

採血	100
再挿管	58
サイフォンの原理	106
催不整脈作用	162
細胞外液	88
細胞内液	88
嗄声	61
酸素解離曲線	27
シーソー（奇異）呼吸	60
視覚的アナログ評価尺度	46
始業点検	19
自己心拍再開	86
死戦期呼吸	72, 86
自然呼吸	10
持続性心室頻拍	142
持続的気道陽圧	25
失神発作	145, 146
自動カフ圧コントローラ	37
自発呼吸	23
──トライアル	54
ジャクソンリース	11
シャント	28
腫脹	118
出血性ショック	115
手動的換気法	11
受動的ドレナージ	106
循環作動薬	89
準緊急	72
上下限アラーム	138
上気道閉塞	60
情報ドレーン	102
静脈路確保	79
除細動	136
ショック体位	79
徐脈	147, 163
徐脈性不整脈	135, 166
人工気道抜去	57
人工呼吸	86
人工呼吸器	8

──回路……………………………… 14
──回路の点検…………………… 22
──関連肺炎……………………… 37, 54
──関連肺傷害…………………… 54
──セッティング ………………… 18
人工鼻……………………………… 16, 39
心室細動…………………………… 135
心室性期外収縮…………………… 136
心室頻拍………………………… 136, 142, 161
侵襲的陽圧換気法………………… 10
心静止……………………………… 137
心臓リハビリテーション ………… 154
迅速対応チーム…………………… 82
迅速評価…………………………… 65
心タンポナーデ…………………… 104, 115
心停止……………………………… 65
──アルゴリズム ………………… 89
──の判断………………………… 85
心電図モニタ……………………… 128
心嚢・前縦隔ドレーン…………… 104
心肺蘇生…………………………… 135
心拍数……………………………… 131, 148, 158
心房細動…………………………… 144, 161, 164
心房粗動…………………………… 164
心リハ開始・中止基準…………… 155
膵液漏……………………………… 116
水封室……………………………… 111
数値評価尺度……………………… 46
スタンダードプリコーション …… 36
ストライダー ……………………… 60
低酸素血症………………………… 27
正常波形…………………………… 131
生体モニタ………………………… 75
絶対性不整脈……………………… 144
洗浄吸引…………………………… 44
早期離床…………………………… 50
早期離脱…………………………… 20

た

胆汁漏……………………………… 115
致死性不整脈……………………… 135, 140
チューブ鉗子……………………… 124

チューブ固定器具………………… 92
チューブトラブル ………………… 123
チューブ抜去……………………… 124
超緊急……………………………… 72
チョークサイン…………………… 78
治療的ドレーン…………………… 102
鎮静………………………………… 45
──深度…………………………… 49
──必要性の評価………………… 54
鎮痛………………………………… 45
低酸素血症………………………… 27, 62
テープ固定………………………… 119
テクニカルアラーム ……………… 138
テストラング……………………… 19
電源………………………………… 17
同期式間欠的強制換気…………… 25
洞調律……………………………… 145
疼痛緩和…………………………… 120
疼痛コントロール ………………… 45
洞不全症候群……………………… 166
動脈血ガス分析…………………… 99
動脈血酸素分圧…………………… 26
動脈採血…………………………… 100
ドクターコール …………………… 123
ドパミン塩酸塩…………………… 90
ドブタミン塩酸塩………………… 90
トリガー（感度）………………… 22
努力呼吸…………………………… 62
トルサード・ド・ポアンツ……… 91, 153, 163
ドレーン …………………………… 102
──回路のチェックポイント …… 111
──の色調………………………… 115
──のバッグ交換 ………………… 122
──抜去時期……………………… 121
──閉塞…………………………… 115

な

内呼吸……………………………… 8
二次評価…………………………… 66
ニフェカラント塩酸塩 …………… 91
尿量………………………………… 70
脳塞栓症…………………………… 145

能動的ドレナージ	107
脳ドレーン	103
ノルアドレナリン	90

は

排液バッグ	121
——の配置	126
排液漏れ	118, 120
排液量	115
バイオフィルム	44
肺水腫	62
バイトブロック	21, 33
背板	76
背部叩打法	78
肺胞低換気	28
ハイムリック法	78
播種性血管内凝固症候群	105
抜管	59
バッグバルブマスク	11
パルスオキシメータ	26
反回神経麻痺	61
反閉鎖式ドレナージ法	107
非持続性心室頻拍	142
非常用電源コンセント	17
非侵襲的陽圧換気	62
非侵襲的陽圧換気法	10
非同調	22
頻呼吸	69
頻脈	145, 150
頻脈性不整脈	135
ファイティング	22
フィブリン	125
不穏状態	69
腹腔ドレーン	105
浮腫	34
不整脈	131, 156, 157
——アラーム	138
ブラッシング	44
プレショック	70
閉鎖式ドレナージ法	107
ペースメーカー	147, 157
ヘモグロビン	26

ベンチレーター	8
房室ブロック	146
保湿	44
補助／調節換気	24
発作性上室性頻拍	165
発赤	118

ま

慢性呼吸不全	12
慢性心房細動	151
脈拍触知不能	69
ミルキング	119, 125
無気肺	61
無菌操作	36
無脈性心室頻拍	136
無脈性電気活動	137
毛細管現象	106
毛細血管再充満時間	69
モビッツII型	147, 153, 166
モビライゼーション	51

や

薬剤性不整脈	163
ヤンカーサクションチューブ	92
輸液	88
陽圧呼吸	10
予定外抜去	51, 109
予防的ドレーン	102

ら

ラウン分類	152
リークテスト	122
リッチモンド興奮・鎮静スケール	49
硫酸アトロピン	91
量規定式調節換気	23
ルーベンスタイン分類	166

素敵ナースの練習帳
人工呼吸管理・急変対応・ドレーン管理・心電図対応

2017年5月20日　　　初版　第1刷発行

監　修　　道又　元裕

発行人　　影山　博之

編集人　　向井　直人

発行所　　株式会社 学研メディカル秀潤社
　　　　　〒141-8414 東京都品川区西五反田 2-11-8

発売元　　株式会社 学研プラス
　　　　　〒141-8415 東京都品川区西五反田 2-11-8

印刷製本　　共同印刷株式会社

この本に関する各種お問い合わせ先
【電話の場合】
● 編集内容については Tel 03-6431-1231（編集部）
● 在庫，不良品（落丁，乱丁）については Tel 03-6431-1234（営業部）
【文書の場合】
● 〒141-8418　東京都品川区西五反田 2-11-8
　　学研お客様センター『素敵ナースの練習帳 人工呼吸管理・急変対応・ドレー
　　ン管理・心電図対応』係

©Y. Michimata 2017.　Printed in Japan
● ショメイ：ステキナースノレンシュウチョウ ジンコウコキュウカンリ・キュウヘンタ
　　イオウ・ドレーンカンリ・シンデンズタイオウ
本書の無断転載，複製，頒布，公衆送信，翻訳，翻案等を禁じます．
本書を代行業者等の第三者に依頼してスキャンやデジタル化することは，たとえ個人や家庭内
の利用であっても，著作権法上，認められておりません．
本書に掲載する著作物の複製権・翻訳権・譲渡権・公衆送信権（送信可能化権を含む）は株式会
社学研メディカル秀潤社が管理します．

JCOPY 〈（社）出版者著作権管理機構委託出版物〉
本書の無断複写は著作権法上での例外を除き禁じられています．複写される場合は，そのつ
ど事前に，（社）出版者著作権管理機構（電話 03-3513-6969，FAX 03-3513-6979，e-mail: info@
jcopy.or.jp）の許可を得てください．

　　本書に記載されている内容は，出版時の最新情報に基づくとともに，臨床例をもとに正
確かつ普遍化すべく，著者，編者，監修者，編集委員ならびに出版社それぞれが最善の努
力をしております．しかし，本書の記載内容によりトラブルや損害，不測の事故等が生じ
た場合，著者，編者，監修者，編集委員ならびに出版社は，その責を負いかねます．
　　また，本書に記載されている医薬品や機器等の使用にあたっては，常に最新の各々の添
付文書や取り扱い説明書を参照のうえ，適応や使用方法等をご確認ください．

株式会社 学研メディカル秀潤社